Batur Kanar
Tarık Kıvrak
Mustafa Oguz

Ventrículo direito e hipertensão pulmonar

Batur Kanar
Tarık Kıvrak
Mustafa Oguz

Ventrículo direito e hipertensão pulmonar

ScienciaScripts

Imprint

Any brand names and product names mentioned in this book are subject to trademark, brand or patent protection and are trademarks or registered trademarks of their respective holders. The use of brand names, product names, common names, trade names, product descriptions etc. even without a particular marking in this work is in no way to be construed to mean that such names may be regarded as unrestricted in respect of trademark and brand protection legislation and could thus be used by anyone.

Cover image: www.ingimage.com

This book is a translation from the original published under ISBN 978-620-2-05178-1.

Publisher:
Sciencia Scripts
is a trademark of
Dodo Books Indian Ocean Ltd. and OmniScriptum S.R.L publishing group

120 High Road, East Finchley, London, N2 9ED, United Kingdom
Str. Armeneasca 28/1, office 1, Chisinau MD-2012, Republic of Moldova, Europe
Printed at: see last page
ISBN: 978-620-7-63798-0

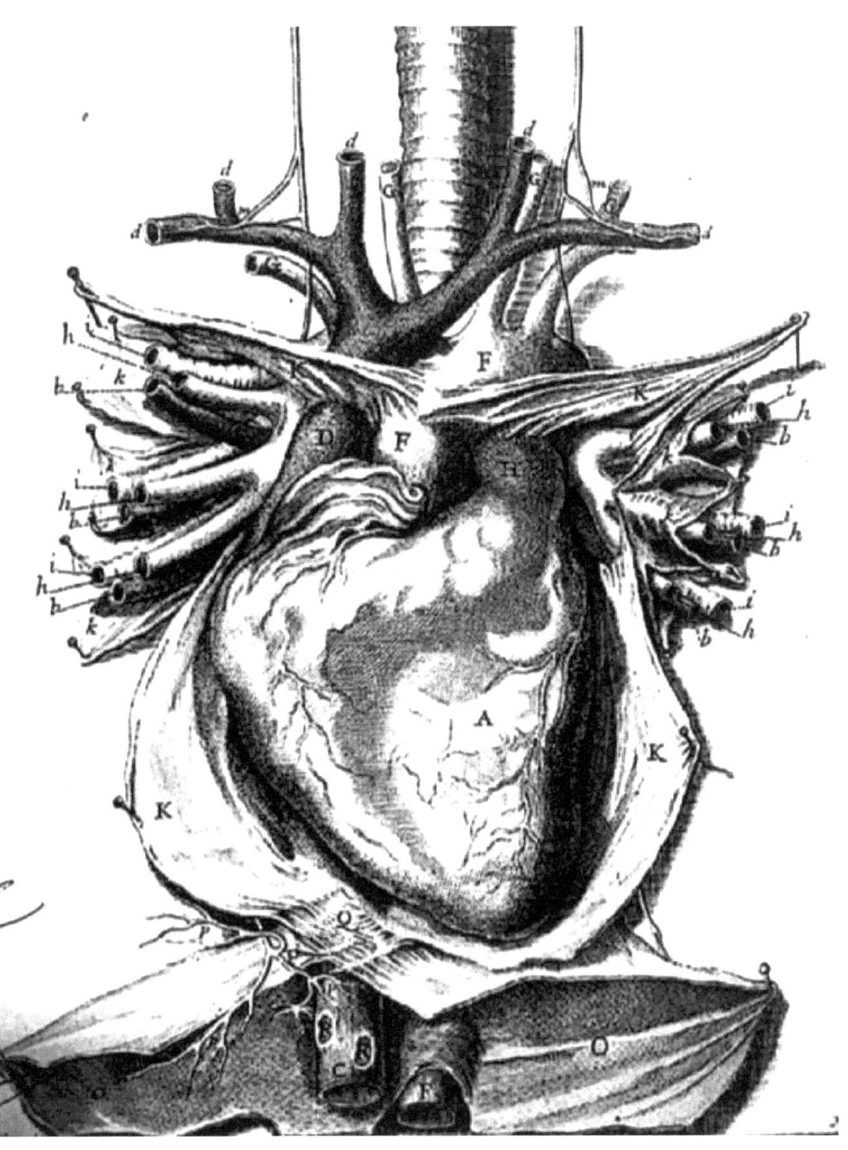

d
d
d
F
h
k
K
b
D
F
i
F
H
h
i
b
h
i
h
b
h
b
i
k
A
K
K
K
Q
D
E

Às nossas preciosas famílias

ÍNDICE

Prefácio

A hipertensão pulmonar é um distúrbio fisiopatológico que pode envolver múltiplas condições clínicas e pode complicar a maioria das doenças cardiovasculares e respiratórias. Além disso, resulta da restrição do fluxo através da circulação arterial pulmonar, resultando em aumento da resistência vascular pulmonar (RVP) e, por fim, insuficiência cardíaca direita. Atualmente, existe uma grande variedade de investigações em medicina cardiopulmonar para a hipertensão pulmonar. O objetivo deste livro é fornecer informações detalhadas sobre o diagnóstico da disfunção ventricular direita por ecocardiografia e também sobre o tratamento atual da hipertensão pulmonar.

CAPÍTULO 1

Breve visão geral: Medidas na ecocardiografia do ventrículo direito

Batur Gönenç Kanar, MD

Tank Kivrak, MD

A definição e a classificação da hipertensão pulmonar foram actualizadas em 2015 nas directrizes sobre hipertensão pulmonar (HP) da Sociedade Europeia de Cardiologia. A HP foi classificada em cinco subgrupos. A definição foi actualizada: A HAP foi diagnosticada quando a pressão média da artéria pulmonar medida durante o cateterismo cardíaco direito foi ≥25 mmHg e a pressão de cunha capilar foi <15 mmHg. A resistência vascular pulmonar ≥3 Woods unite foi adicionada à definição de HP. O cateterismo cardíaco direito é obrigatório para o diagnóstico. Os registos de doentes com HP têm sido muito úteis para caraterizar a história natural, a apresentação e o prognóstico da doença.

A hipertensão pulmonar pode estar relacionada com várias causas. Por conseguinte, é necessária uma abordagem multidisciplinar para efetuar o diagnóstico correto, com especial ênfase nas técnicas de imagem. O nosso objetivo é informar sobre a ecocardiografia. O ecocardiograma é a técnica de imagem mais utilizada e mais barata em pacientes com hipertensão pulmonar [1]. Uma abordagem ecocardiográfica básica é essencial para a suspeita da doença. No entanto, é importante não apenas identificar a hipertensão pulmonar, mas também identificar a patologia subjacente. Tem um papel crucial na identificação de doença cardíaca do lado esquerdo e de doença cardíaca congénita. Além disso, assegurando uma pista diagnóstica vital, a ecocardiografia é utilizada para avaliar a disfunção do ventrículo direito, para fornecer informação prognóstica e acompanhar a progressão da doença ou a resposta à terapêutica. O interesse na avaliação do coração direito tem aumentado recentemente devido ao facto do coração direito desempenhar uma importante missão na morbilidade e mortalidade dos casos que se apresentam com sinais e sintomas de doença pulmonar [2]. A avaliação do coração direito não deve ser feita com um único parâmetro. O seu rastreio deve examinar o coração direito usando múltiplas janelas acústicas, e o relatório deve efetuar uma avaliação baseada em parâmetros. Os parâmetros a serem representados e declarados devem conter uma avaliação do ventrículo direito (VD), átrio direito (AD), função sistólica do VD (pelo menos um dos seguintes: mudança de área fracionada [FAC], excursão sistólica do plano anular tricúspide (TAPSE), S', e desempenho miocárdico (IMP), e pressão da artéria pulmonar (PA) (sPAP) com palpação da pressão do AD na raiz do tamanho e colapso da veia cava inferior (VCI). Os valores de referência para estas medidas aconselhadas são apresentados na **Tabela 1.** Esses valores de referência são baseados em valores derivados de indivíduos normais. As principais janelas de imagem são a apical 4 câmaras, apical 4 câmaras modificada, eixo longo paraesternal esquerdo (PLAX) e eixo curto paraesternal (PSAX), influxo paraesternal esquerdo do VD e vistas subcostais asseguram imagens para a avaliação global da pressão sistólica do VD (PSVD) e da função sistólica e diastólica do VD [3-5].

1. Dimensões do coração direito:

	Valor normal
Pressão sistólica do ventrículo direito (mmHg)	<37
Velocidade de regurgitação tricúspide (m/seg.)	<2.6
Índice de volume da aurícula direita (ml/m)^2	<34(Homens)

	<27(Mulheres)
Alteração da área do ventrículo direito	32-60%
MPI do ventrículo direito	<0.28
TAPSE (mm)	>20
TDI S'(cm/seg.)	>12
Índice de excentricidade do VE	1
Resistência Vascular Pulmonar (Unidade Wood)	<1

Tabela l: Valor normal para o ventrículo direito e a circulação pulmonar

l.l.Ventrículo direito: A dimensão do VD é melhor prevista no final da diástole a partir de um corte apical de 4 câmaras com foco no ventrículo direito. Deve-se tomar cuidado para obter uma imagem que demonstre o diâmetro máximo do ventrículo direito sem encurtamento. Isso pode ser feito certificando-se de que a crista e o ápice do coração estejam visíveis **(Figura** 1). Diâmetro do VD > 35 mm no nível médio e > 42 mm na base e indica dilatação do VD. Da mesma forma, a dimensão longitudinal > 86 mm indica aumento do VD [4].

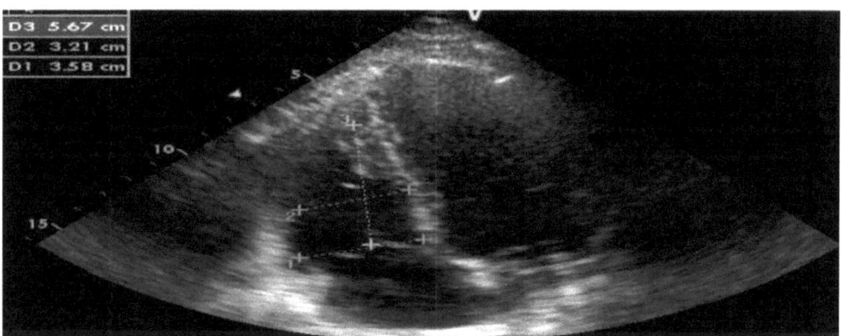

Figura l: Medida da dimensão do VD (diâmetros basal-Dl, médio-D2 e longitudinal-D3)

1.2. Átrio direito: A vista apical de 4 câmaras permite estimar as dimensões do AD **(Figura** 2). O comprimento do AD (indicado como a maior dimensão) > 53 mm, a área do AD > 18 cm2, o diâmetro do AD (ou também conhecido como a menor dimensão) > 44 mm indicam um aumento do AD no final da diástole.

1.3. Dimensão da via de saída do ventrículo direito: A vista PSAX esquerda, que demonstra a VSVD ao nível da válvula pulmonar, fornece o "diâmetro distal", enquanto a vista PLAX esquerda permite a medição da porção proximal da VSVD, também designada por "proximal

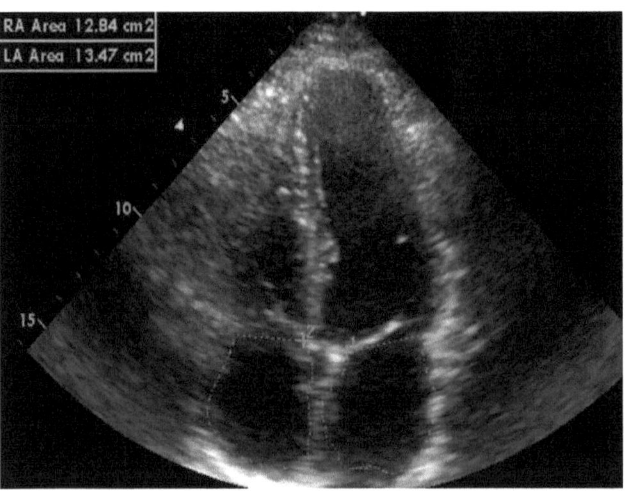

Figura 2: Medida da aurícula direita (vista apical das 4 câmaras)

diâmetro"(Figura 3). Diâmetro > 27mm no final da diástole ao nível da inserção da valva pulmonar ("diâmetro distal") indica dilatação da VSVD [6].

1.4. Espessura da parede direita: A espessura da parede do VD é medida em diástole, idealmente a partir da vista subcostal, usando o modo M ou imagens bidimensionais (2D). De forma intercambiável, a vista paraesternal esquerda também é usada para medir a espessura da parede do VD. Espessura > 5 mm indica hipertrofia do VD (HVD) e pode sugerir sobrecarga de pressão do VD na ausência de outras patologias [7].

1.5. Dimensão da veia cava inferior: A vista subcostal permite a obtenção de imagens e a medição da VCI e avalia também a colapsabilidade inspiratória. O diâmetro da VCI deve ser avaliado imediatamente proximal às veias hepáticas proximais **(Figura** 4). Por simplicidade e semelhança de relato, devem ser utilizados valores de pressão de AD, ao invés de intervalos, na estabilização da pressão da artéria pulmonar. Diâmetro da VCI de 2,1 cm que colapsa >50% com uma inalação sugere pressão normal do AD de 3 mm Hg (variação, 0-5 mm Hg), enquanto diâmetro da VCI > 2,1 cm que colapsa < 50% com uma inalação sugere pressão elevada do AD de 15 mm Hg (variação, 10-20 mm Hg) [5]. Se o diâmetro da VCI e o colapso não se enquadrarem nesse paradigma, um valor intermediário de 8 mm Hg (variação de 5 a 10 mm Hg) pode ser usado ou, favoravelmente, outros índices de pressão do AD devem ser combinados para rebaixar ou elevar os valores normais ou altos de pressão do AD.

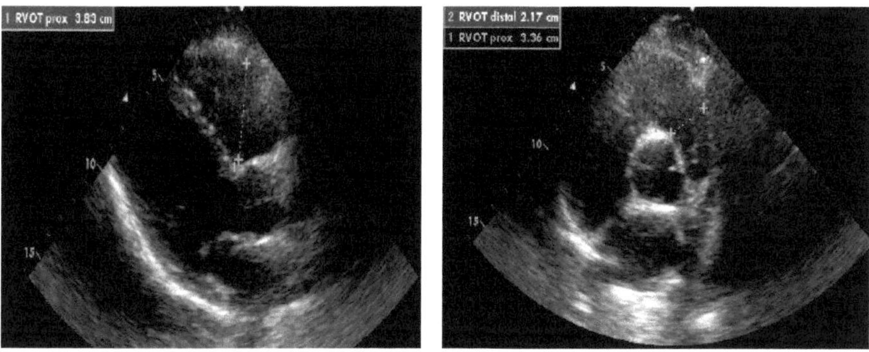

Figura 3: Medida da VSVD (eixo longo paraesternal e eixo curto paraesternal)

1.6. Índice de excentricidade do ventrículo esquerdo: É avaliado pelo eixo curto paraesternal ao nível dos músculos do ventrículo esquerdo. É avaliado como a razão entre o eixo menor do ventrículo esquerdo paralelo ao septo (D2), dividido pelo eixo menor perpendicular ao septo **(D1) (Figura 5).**

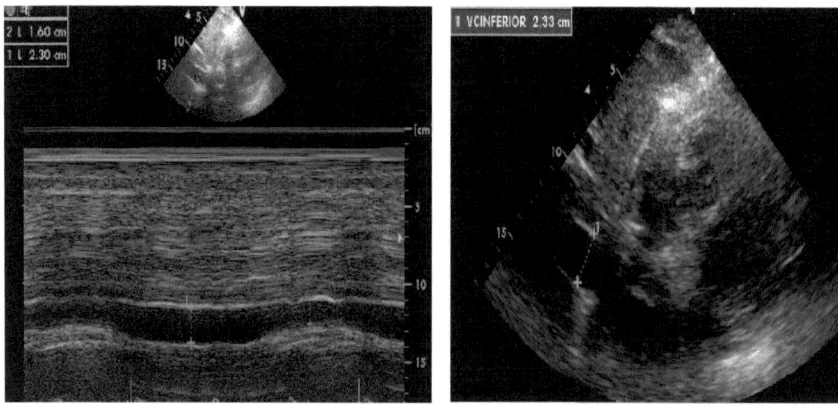

Figura 4: Medida da VCI (vista subcostal)

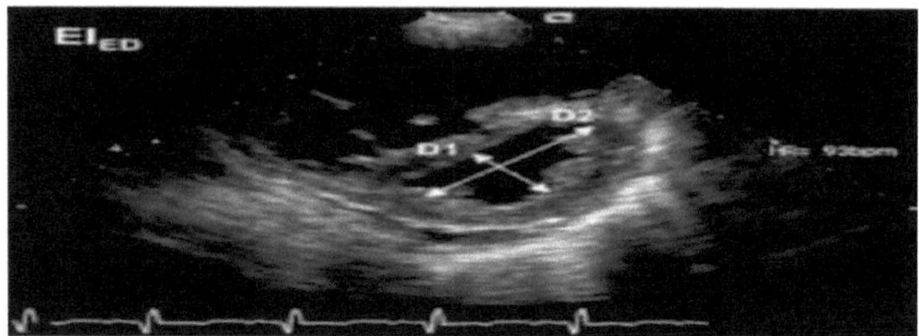

Figura 5: Medição do índice de excentricidade do ventrículo esquerdo (eixo curto

paraesternal)

l. **Função sistólica do ventrículo direito:** A função sistólica do VD tem sido avaliada através de vários parâmetros, nomeadamente, IMP do VD, TAPSE, S', FAC do VD 2D, fração de ejeção do VD 2D (FE), FE do VD tridimensional (3D) e strain e strain rate longitudinais. Entre estes, mais estudos demonstraram a utilidade clínica e o valor do IMP do VD, TAPSE, FAC 2D e S'. Embora a FE 3D do VD pareça ser mais fiável, com menos erros de reprodutibilidade, não existem atualmente dados suficientes que demonstrem o seu valor clínico [6, 8].

2.1.RIMP: Garante um índice da função global do VD. O IMP > 0,40 pelo doppler pulsado e > 0,55 pelo doppler tecidual indica disfunção do VD. Ao medir os índices de

tempo de contração isovolumétrica (TCIV), tempo de relaxamento isovolumétrico

(TRIV) e tempo de ejeção (TE) a partir da velocidade do doppler tecidual pulsado do

anel tricúspide lateral, evitam-se erros relacionados à variabilidade da frequência

cardíaca. **(Figura 6)** A RIMP pode ser falsamente baixa em condições relacionadas a

pressões elevadas na AR, o que diminuirá o IVRT.

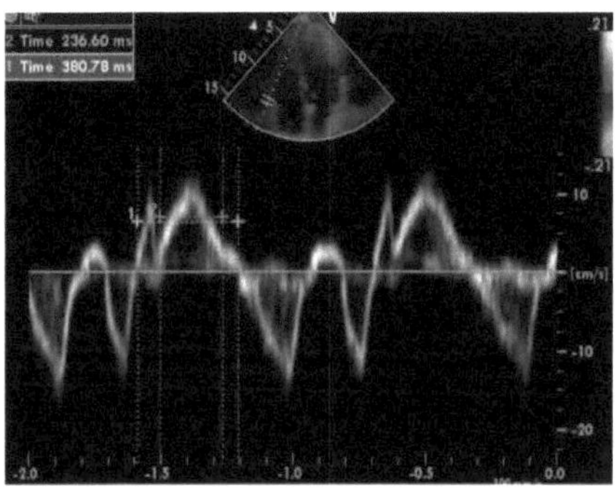

Figura 6: Medida de RV MPI (380-236/236)

2.2. TAPSE: É facilmente disponível e é uma medida da função longitudinal do VD.

TAPSE < 16 mm indica disfunção sistólica do VD. É avaliado a partir do anel lateral

da tricúspide **(Figura** 7). Embora avalie a função longitudinal, tem mostrado boa

correlação com técnicas que estimam a função sistólica global do VD, como por

exemplo, a FE do VD derivada de radionuclídeos, a FAC do VD em 2D e a FE do VD

em 2D [9].

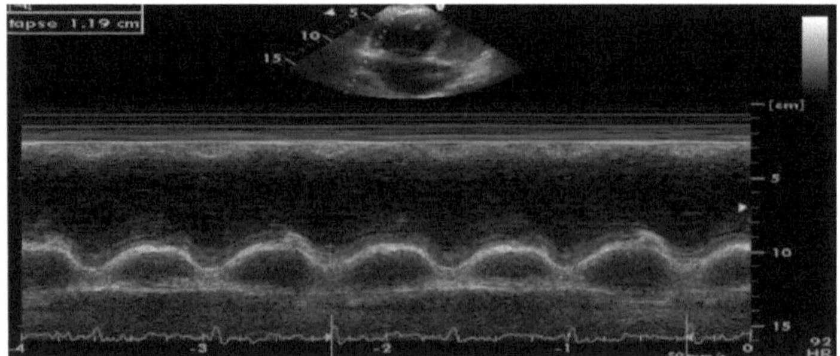

Figura 7: Medida da excursão sistólica do plano do anel tricúspide (TAPSE)

2.3.FAC bidimensional (em percentagem): Garante uma estimativa da função sistólica

do VD. A FAC bidimensional < 35% indica disfunção sistólica do VD. É importante

assegurar que todo o ventrículo direito seja visualizado, compreendendo o ápice e a

parede lateral, tanto na sístole quanto na diástole [10]. Deve-se tomar cuidado para

omitir as trabeculações durante o traçado da área do VD.

2.4.S': É de fácil mensuração, confidencial e repetível. A velocidade S' < 10 cm/s indica

disfunção sistólica do VD. Foi demonstrado que a velocidade S' se associa bem a outras

medidas da função sistólica global do VD (Figura 8)

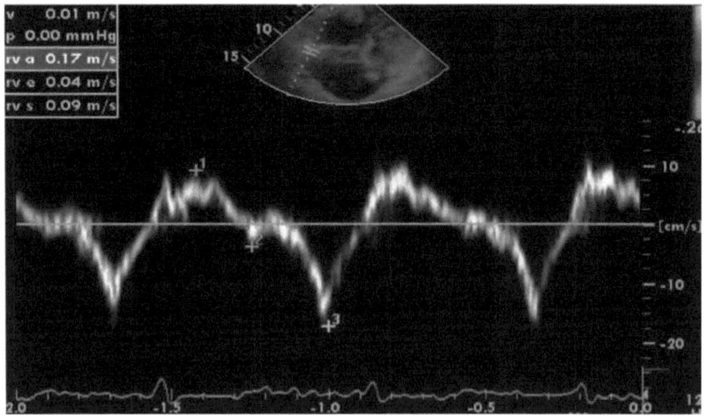

Figura 8: Medida do doppler tecidual do VD (VD, VDa'. VDe')

3.Disfunção diastólica do VD. A avaliação da função diastólica do VD é realizada por doppler pulsado do influxo tricúspide, doppler tecidual do anel tricúspide lateral, doppler pulsado da veia hepática e medidas do tamanho e colapsabilidade da VCI. Vários parâmetros

com os seus intervalos de referência superior e inferior são apresentados no Quadro 1. Entre estes, recomenda-se o rácio E/A, o tempo de desaceleração, o rácio E/e' e o tamanho do RA [11, 12].

Classificação da disfunção do ventrículo direito: Uma relação E/A tricúspide < 0,8 sugere relaxamento prejudicado, uma relação E/A tricúspide de 0,8 a 2,1 com uma relação E/e' > 6 ou predomínio de fluxo diastólico nas veias hepáticas sugere enchimento pseudonormal, e uma relação E/A tricúspide > 2,1 com tempo de desaceleração < 120 ms sugere enchimento restritivo.

4. Pressão Sistólica Pulmonar/PSPR. A velocidade TR permite infalivelmente estimar a PSVD com a adição da pressão do AD, assumindo que não haja obstrução significativa da VSVD. Aconselha-se a utilização da pressão do AD estimada a partir da VCI e sua colapsabilidade, ao invés de atribuir arbitrariamente uma pressão fixa ao AD. A velocidade Tr > 2,8 a 2,9 m/s, correspondendo a uma PSAP de aproximadamente 36 mmHg, assumindo uma pressão do AD de 3 a 5mmHg, indica elevação da pressão sistólica do VD e da AP **(Figura** 9). A PSAP pode aumentar, afinal, com a idade e na obesidade. A PSAP também está relacionada com o volume sistólico e a pressão arterial sistémica. A elevação da PSAP nem sempre indica aumento da resistência vascular pulmonar (RVP). Em geral, quem tem a PSAP elevada deve ser cuidadosamente avaliado. É importante considerar que os parâmetros da função diastólica do VD e a PSAP são influenciados pela função sistólica e diastólica do coração esquerdo. A pressão da PA deve ser relatada juntamente com a pressão arterial sistémica ou pressão arterial média [13, 14].

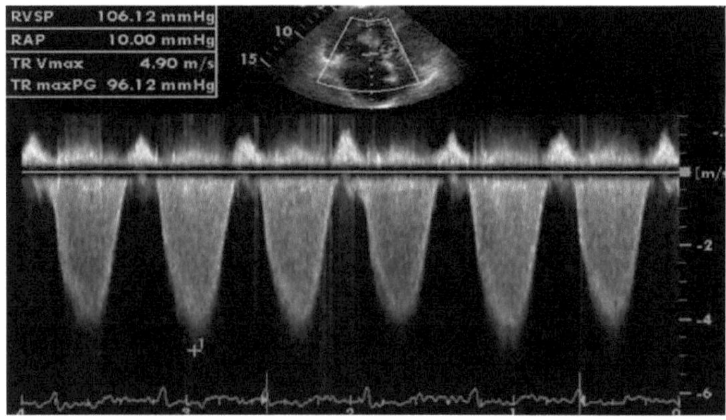

Figura 9: Medida da pressão sistólica da artéria pulmonar

5. Deformação do ventrículo direito e taxa de deformação por speckle tracking 2D

Este novo método sofisticado de ultrassom, juntamente com o 3D, supera os desafios encontrados com os parâmetros convencionais. No entanto, a deformação RV é muito mais fácil de executar e não consome demasiado tempo, o que a torna particularmente útil.

Apesar da óbvia importância clínica da avaliação da função sistólica do VD, a estimativa da função do VD pode ser desafiadora, e há um interesse crescente na determinação dessa função em pacientes com hipertensão pulmonar. Devido à invasividade e/ou alto custo, o cateterismo cardíaco direito e a ressonância magnética cardíaca são impraticáveis para avaliações seriadas freqüentes. Embora o ecocardiograma bidimensional transtorácico padrão (2DE) forneça informações importantes sobre a anatomia, a função e o estado hemodinâmico do VD, a estrutura complexa e em forma de crescente do VD, envolvida pelo ventrículo esquerdo (VE), dificulta a avaliação precisa pelo 2DE convencional[4]. [4] Além disso, as medidas convencionais do 2DE, incluindo a velocidade e o deslocamento , podem ser afetadas pelo movimento de translação do coração e pela variação respiratória. O novo método ecocardiográfico de speckle tracking avalia a deformação miocárdica em imagens de escala de cinzentos (modo B) e pode ser utilizado para avaliar a deformação miocárdica global e regional sem ser limitado pelo ângulo do feixe de Doppler[17, 18].

Além disso, comparado a outros índices de função sistólica do VD, como TAPSE, S' e RIMP, é menos sensível às condições de carga, o que foi confirmado em estudos com animais [19].

A ecocardiografia Speckle-tracking permite a avaliação do movimento segmentar multidirecional do miocárdio - longitudinal, circunferencial e radial, bem como a torção e rotação do VE. Até recentemente, a análise da dinâmica rotacional e torcional baseava-se exclusivamente na RMC.

A ecocardiografia Speckle-tracking foi inicialmente concebida para avaliar a função do VE, mas recentemente tem sido aplicada à avaliação do desempenho do VD.

No que diz respeito ao VD, a quantificação da deformação longitudinal é da maior importância. Esta reflecte as funções sistólicas globais e regionais e é definida como a variação percentual da deformação do miocárdio. Por sua vez, a taxa de deformação descreve a taxa de encurtamento do tecido ao longo do tempo, geralmente expressa como 1/s ou s^1 (a rapidez com que a deformação ocorre) [20].

O termo "speckle tracking" sugere que este método reflecte o movimento das manchas, que são fundidas em unidades conhecidas como "kernels". Cada kernel constitui uma espécie de impressão digital que é posteriormente rastreada por um software específico ao longo do ciclo cardíaco [21].

Uma vez que, em caso de movimento longitudinal, as fibras do miocárdio encurtam e a distância entre os núcleos diminui, o resultado da deformação é negativo. Isto significa que quanto mais negativo for o valor de GLS (Global longitudinal strain), melhor será a função do VD.

Tecnicamente, as medições devem ser efectuadas na vista apical de quatro câmaras focada no VD. Recomenda-se o uso de taxas de quadros de aquisição variando de 40 Hz a 80 Hz. Entretanto, como os eventos mecânicos tornam-se mais curtos com o aumento da freqüência cardíaca, taxas de quadros relativamente mais altas são aconselháveis em taquicardia [22]. O foco deve ser posicionado a uma profundidade intermediária para obter a melhor visualização do STE e a profundidade e largura do setor devem ser ajustadas de modo a não conter artefatos que se assemelhem a padrões de speckle, que poderiam distorcer o verdadeiro valor do strain [23].

Classicamente, o VD inteiro é dividido em 6 segmentos padrão - nos níveis basal, médio e apical da parede livre e do septo do VD. São gerados gráficos dos parâmetros de deformação para cada segmento.

O termo strain longitudinal "global" pode ser enganador, pois por vezes é obtido pela média dos valores observados em todos os 6 segmentos do VD na incidência apical de quatro câmaras [24], enquanto que noutros estudos é avaliado utilizando apenas três segmentos da parede livre do VD [25].

O strain do septo não é recomendado para a avaliação sistólica global do VD, uma vez que o septo interventricular contribui significativamente para a função sistólica do VD e do VE [26].

O strain global do VD não é, de facto, literalmente "global", porque não reflecte o desempenho de toda a câmara, uma vez que negligencia a contribuição da via de saída e de outras paredes do VD para a avaliação da função sistólica [27].

Além disso, não existe um padrão universal estabelecido para determinar se a deformação do VD deve ser recebida como a deformação média da curva de deformação média de todos os segmentos ou a deformação sistólica média de pico medida pela média dos valores segmentares de pico exibidos pelo software [27].

Embora o STE tenha muitas vantagens sobre os parâmetros tradicionais que descrevem a função do VD, existem alguns pontos fracos importantes associados a esta nova técnica.

Em primeiro lugar, é significativamente influenciada pela qualidade da imagem, reverberação e atenuação [20]. Os ecografistas devem ter especial atenção à colocação dos pontos de referência no local correto, de modo a não incluir o pericárdio e o lado auricular do anel tricúspide, o que poderia influenciar o resultado final [20]. Além disso, não existe software dedicado ao strain 2D do VD, pelo que é habitualmente utilizado um esquema concebido para o speckle tracking do VE.

Além disso, os valores de deformação derivados do software de rastreio de manchas 2D específico do fornecedor não são os mesmos e, por conseguinte, não são permutáveis [28].

No entanto, esta modalidade de imagem inovadora e promissora tem um significado prognóstico em várias condições.

Guendouz et al. relataram que o strain do VD-2D foi um forte preditor independente de eventos adversos graves em pacientes com insuficiência cardíaca crónica e pode ser superior a outros índices da função sistólica do VD [29].

Em segundo lugar, um estudo de Antoni et al. [30] relatou que o strain do VD foi um preditor univariável de piores resultados em pacientes tratados para infarto agudo do miocárdio com intervenção coronária percutânea primária.

Hardegree et al. [31] verificaram que a avaliação ecocardiográfica do desempenho sistólico longitudinal do VD por strain imaging predizia independentemente a deterioração clínica e a mortalidade em pacientes com hipertensão arterial pulmonar após a instituição de terapia médica.

Além disso, Monivas et al. demonstraram que o SLG do VD poderia ser útil para monitorar a evolução de receptores de transplante cardíaco. Verificaram que o strain do VD estava significativamente reduzido precocemente após o transplante cardíaco e melhorou progressivamente, atingindo valores normais um ano após a cirurgia [32].

O principal resultado do estudo de Focardi et al. [50] foi que o RVLS de parede livre e de 6 segmentos teve uma correlação mais forte com a FEVD calculada pela RMC do que os índices ecocardiográficos convencionais. Entre os dois, a maior acurácia diagnóstica e a mais forte correlação com a FEVD medida pela RMC foi observada para o strain longitudinal da parede livre do VD [33].

Vale a pena notar que alguns estudos provam que a deformação do VD é mais sensível na deteção de disfunção miocárdica subtil do que os parâmetros tradicionais em muitos estados de doença [34].

De acordo com a versão mais actualizada das directrizes de quantificação das câmaras, a deformação longitudinal da parede livre do VD > -20% é provavelmente anormal. A este respeito, deve ser mencionado que os dados agrupados foram fortemente ponderados por um único fornecedor [20].

Por conseguinte, há uma grande necessidade de informações adicionais provenientes de grandes estudos para estabelecer um padrão universal, devido à falta de intervalos de referência definidos e de uniformidade no software, método e definição utilizados para calcular o SLRV [20].

Existem alguns estudos que analisam indivíduos saudáveis com STE 2D, a fim de determinar a gama normal de 6 segmentos do VD e a tensão sistólica da parede livre.

O maior estudo que forneceu valores de referência específicos por sexo e método para o SLVD foi realizado em 276 voluntários saudáveis por Muraru et al. Os valores de referência (limites inferiores da normalidade) foram os seguintes: (i) SLVR de 6 segmentos, -24,7 ± 2,6% (-20,0%) para homens e -26,7 ± 3,1% (-20,3%) para mulheres; (ii) SLVR de parede livre (3 segmentos), -29,3 ± 3,4% (-22,5%) para homens e -31,6 ± 4,0% (-23,3%) para mulheres.

Além disso, foi demonstrado que o RVLS da parede livre era 5 ± 2 unidades de strain (%) maior em magnitude do que o RVLS de 6 segmentos, 10 ± 4% maior do que o RVLS septal, e 2 ± 4% maior em mulheres do que em homens.

Muraru et al. também demonstraram que o RVLS de parede livre de uma região de interesse de 6 segmentos era mais viável e reprodutível do que de uma região de 3 segmentos.

Finalmente, os autores recomendaram que a deformação longitudinal da parede livre do VD fosse calculada pela média dos valores segmentares de pico gerados pelo software.

6. Estirpe do ventrículo direito por speckle tracking 3D

O STE tridimensional é uma modalidade de imagem recentemente desenvolvida que estima a deformação cardíaca através da análise do movimento de manchas ultra-sónicas em imagens 3D de volume total em escala de cinzentos. Esta técnica abre novas oportunidades, uma vez que não se restringe a um único plano, mas fornece dados em três planos ortogonais a partir do mesmo registo 3D, o que pode desempenhar um papel crucial na avaliação da natureza complexa do VD.

O primeiro estudo a relatar um sistema STE 3D especializado para o VD foi realizado por Atsumi et al. Os investigadores, utilizando estudos experimentais em ovinos, demonstraram que o sistema é fiável para a avaliação da função global e segmentar do VD e fornece informações mais precisas sobre a fisiopatologia do VD [35].

Há um número crescente de estudos que demonstram que o STE 3D pode ser uma ferramenta conveniente para avaliar mais eficazmente a patologia complexa do VD.

Song et al. demonstraram que o STE 3D pode examinar a disfunção subclínica do VE e do VD numa fase mais precoce do que o STE 2D em doentes com linfoma após quimioterapia com antraciclinas.

Existem várias desvantagens do STE 3D, tais como uma menor resolução espacial e temporal em comparação com o 2D e artefactos de movimento [36].

Outros parâmetros recomendados para a quantificação do VD

Além dos índices de função sistólica do VD descritos anteriormente, é obrigatória a avaliação de outros parâmetros padronizados, tais como: Dimensões do AD e do VD, tamanho e colapso da veia cava inferior, pressão sistólica da artéria pulmonar e, em alguns casos, a função diastólica do VD, bem como a dimensão da via de saída do VD e a espessura da parede do VD, quando indicado.

Conclusões

Atualmente, não há dúvidas de que a avaliação da função sistólica do VD é de suma importância em diversas situações clínicas. Está comprovado que o desempenho do VD é um forte preditor de morbidade e mortalidade cardiovascular. No entanto, a estimativa da contratilidade do VD por ecocardiografia é um desafio, devido à sua complexa anatomia e fisiologia. Embora os parâmetros convencionais tenham um papel estabelecido na avaliação da função sistólica do VD, há uma série de limitações significativas relacionadas com as técnicas tradicionais. As mais recentes modalidades avançadas de imagem, nomeadamente a FE 3D e o STE, são métodos inovadores e promissores que ultrapassam a maioria das dificuldades encontradas com os índices convencionais. O STE tem um valor clínico incremental, uma vez que nos permite compreender e avaliar mais eficazmente a patologia complicada do VD. Esta nova ferramenta de imagem, não invasiva e relativamente fácil de obter, pode desempenhar um papel vital na avaliação abrangente da função única do VD na prática clínica diária.

Referências:

1. Kovacs G, Berghold A, Scheidl S, Olschewski H. Pressão arterial pulmonar durante o repouso e o exercício em indivíduos saudáveis: uma revisão sistemática. *European RespiratoryJournal* 2009; 34: 888-94.

2. "2015 ESC/ERS Guidelines for the diagnosis and treatment of pulmonary hypertension. O Grupo de Trabalho Conjunto para o Diagnóstico e Tratamento da Hipertensão Pulmonar da Sociedade Europeia de Cardiologia (ESC) e da Sociedade Respiratória Europeia (ERS)." Nazzareno Galie, Marc Humbert, Jean-Luc Vachiery, Simon Gibbs, Irene Lang, Adam Torbicki, Gerald Simonneau, Andrew Peacock, Anton Vonk Noordegraaf, Maurice Beghetti, Ardeschir Ghofrani, Miguel Angel Gomez Sanchez, Georg Hansmann, Walter Klepetko, Patrizio Lancellotti, Marco Matucci,Theresa McDonagh, LucA. Pierard, PedroT.Trindade, Maurizio Zompatori e Marius Hoeper. <em>Eur RespirJ</em> 2015; 46: 903-975. *European RespiratoryJournal* 2015; **46:** 1855-6.

3. A. W. Practices and principles of echocardiography. *Lippincott, Williams and Wilkins* 1994; **2ª ed. Philadelphia.**

4. Rudski LG, Lai WW, Afilalo J et al. Directrizes para a avaliação ecocardiográfica do coração direito em adultos: A Report from the American Society of Echocardiography: Endossado pela Associação Europeia de Ecocardiografia, um ramo registado da Sociedade Europeia de Cardiologia, e pela Sociedade Canadiana de Ecocardiografia. *Journal of the American Society of Echocardiography* 2010; **23:** 685-713.

5. FeigenbaumH A, RyanT. Feigenbaum's sechocardiography 2005. *Lippincott Williams & Wilkins* 2005; **6ª ed. Philadelphia.**

6. Sugishita Y, Watanabe M, Fisher SA. The Development ofthe Embryonic Outflow Tract Provides Novel Insights into Cardiac Differentiation and Remodeling. *Tendências em Medicina Cardiovascular* 2004;14: 235-41.

7. Matsukubo H, Matsuura T, Endo N et al. Medição ecocardiográfica da espessura da parede do ventrículo direito. Uma nova aplicação da ecocardiografia subxifóide. *Circulation* 1977; **56:** 27884.

8. Lindqvist P WA, Henein M, Morner S, Kazzam E. Regional and global right ventricular function in healthy individuals aged 20-90 years: a pulsed Doppler tissue imaging study: Umea General Population Heart Study. . *Echocardiography* 2005; **39:** 110-9.

9. Miller D, Farah MG, Liner A et al. A relação entre a fração de ejeção quantitativa do ventrículo direito e os índices de movimento do anel tricúspide e desempenho do miocárdio. *Journal of the American Society ofEchocardiography* 2004; **17:** 443-7.

10.Levy PT, Diodena B, Holland MR et al. Função Ventricular Direita em Neonatos a Termo e Pré-termo: Valores de Referência para as Áreas do Ventrículo Direito e Área Fraccionada de Mudança. *Journal of the American Society ofEchocardiography : publicação oficial da Sociedade Americana de Ecocardiografia* 2015; **28:** 559-69.

1 1- Nagueh SF, Kopelen HA, Zoghbi WA. Relação da Pressão Atrial Direita Média com Parâmetros Ecocardiográficos e Doppler da Função Atrial Direita e Ventricular Direita. *Circulation* 1996; **93:** 1160-9.

12.Ommen SR, Nishimura RA, Hurrell DG, Klarich KW. Avaliação da pressão atrial direita com ecocardiografia bidimensional e Doppler: A Simultaneous Catheterization and Echocardiographic Study. *Mayo ClinicProceedings* 2000; 75: 24-9.

13.Badesch DB, Champion HC, Gomez Sanchez MA et al. Diagnóstico e Avaliação da Hipertensão Arterial Pulmonar. *Journal of theAmerican College ofCardiology* 2009; **54:** S55-S66.

14.Lam CSP, Borlaug BA, Kane GC et al. Age-Associated Increases in Pulmonary Artery Systolic Pressure in the General Population (Aumentos da pressão sistólica da artéria pulmonar associados à idade na população em geral). *Circulation* 2009; **119:** 2663-70.

15.Chen X, Tang S, Liu K et al. Terapia em pacientes com doença pulmonar obstrutiva crónica estável com hipertensão pulmonar: uma revisão sistemática e meta-análise. *Journal ofThoracic Disease* 2015;7: 309-19.

16. Michal Schäfer SH, Kurt R. Stenmark, Vitaly O. Kheyfets, J. Kern Buckner, Kendall S. Hunter, Brett E. Fenster. A vorticidade derivada da ressonância magnética cardíaca de fluxo 4D é um marcador sensível de disfunção diastólica do ventrículo esquerdo em pacientes com doença pulmonar obstrutiva crónica ligeira a moderada. *Eur HeartJ Cardiovasc Imaging* 2017; **jex069.**

17. Rice JLSA, Fox DL, Geraci MW, Vandivier RW, Dorosz JL, Bull TM. Ecocardiografia de rastreio de manchas para avaliar a hipertensão pulmonar na doença pulmonar obstrutiva crónica. *COPD:Journal ofChronic Obstructive Pulmonary Disease* 2016; **13:** 595-600.

18. Vitarelli A, Mangieri E, Terzano C et al. Ecocardiografia tridimensional e Speckle-Tracking Imaging 2D-3D na hipertensão pulmonar crónica: Precisão diagnóstica na deteção de sinais hemodinâmicos de insuficiência do ventrículo direito (VD). *Journal of the American Heart Association: Cardiovascular and Cerebrovascular Disease* 2015; **4:** e001584.

19. Jamal F, Bergerot C, Argaud L et al. A tensão longitudinal quantifica a função contrátil regional do ventrículo direito. *American Journal ofPhysiology - Heart and Circulatory Physiology* 2003; **285:** H2842-H7.

20. Lang RM, Badano LP, Mor-Avi V et al. Recommendations for Cardiac Chamber Quantification by Echocardiography in Adults: An Update from the American Society of Echocardiography and the European Association of Cardiovascular Imaging. *European HeartJournal- Cardiovascular Imaging* 2015; **16:** 233-71.

21. Mondillo S, Galderisi M, Mele D et al. Ecocardiografia com seguimento de manchas. *Jornal de Ultrassom em Medicina* 2011; **30:** 71-83.

22. Voigt J-U, Pedrizzetti G, Lysyansky P et al. Definições para uma norma comum para a ecocardiografia 2D Speckle Tracking: Consensus Document ofthe EACVI/ASE/IndustryTask Force to Standardize Deformation Imaging. *Journal of the American Society of Echocardiography;* **28:** 183-93.

23. Mor-Avi V, Lang RM, Badano LP et al. Técnicas Ecocardiográficas Actuais e em Evolução para a Avaliação Quantitativa da Mecânica Cardíaca: ASE/EAE Consensus Statement on Methodology and Indications. *Jornal da Sociedade Americana de Ecocardiografia;* **24:** TT1- 313.

24. Cameli M, Righini FM, Lisi M et al. Comparação da Análise da Deformação Ventricular Direita versus Esquerda como Preditor de Resultados em Pacientes com Insuficiência Cardíaca Sistólica Referidos para Transplante Cardíaco. *AmericanJournalofCardiology;* **112:** 1778-84.

25. Blanc J, Stos B, de Montalembert M et al. Right Ventricular Systolic Strain Is Altered in Children with Sickle Cell Disease. *Journal of the American SocietyofEchocardiography;* **25:** 511-7.

26. Banka VS, Agarwal JB, Bodenheimer MM, Helfant RH. Movimento do septo interventricular: avaliação angiográfica biventricular da sua contribuição relativa para a contração do ventrículo esquerdo e direito. *Circulation* 1981; **64:** 992-6.

27. Surkova E PD, Kasprzak JD1, Badano LP. Utilização de novas técnicas ecocardiográficas para avaliar a geometria e a função do ventrículo direito. . *Kardiol Pol* 2016;74: 507-22.

28. Nagata Y, Takeuchi M, Mizukoshi K et al. Variabilidade de Intervendor de tensão bidimensional utilizando software específico e independente do fornecedor. *Journal of theAmerican Society of Echocardiography;* **28:** 630-41.

29. Guendouz S, Rappeneau S, eacute et al. Significado Prognóstico e Valores Normais do Strain 2D para Avaliar a Função Sistólica do Ventrículo Direito na Insuficiência Cardíaca Crónica. *Circulation Journal* 2012; **76:** 127-36.

30. Antoni ML, Scherptong RWC, AtaryJZ et al. <span hwp:id="article-title-I" class="article- title">Valor Prognóstico da Função Ventricular Direita em Pacientes Após Infarto Agudo do Miocárdio Tratados com Intervenção Coronariana Percutânea Primária</spanxspan hwp:id="article-title-2" class="sub-article-title">PERSPECTIVA CLÍNICA</span>. *Circulation: Cardiovascular Imaging* 2010; 3: 264-71.

31. Hardegree EL, Sachdev A, Fenstad ER et al. <span hwp:id="article-title-I" class="article- title">Mecânica do ventrículo esquerdo prejudicada na hipertensão arterial pulmonar</spanxspan hwp:id="article-title-47" class="sub-article-title">Perspetiva clínica</span>. *Identification of a Cohort at High Risk* 2013;6: 748-55.

32. Monivas Palomero V, Mingo Santos S, Goirigolzarri Artaza J et al. Ecocardiografia bidimensional com Speckle Tracking em pacientes transplantados cardíacos: Acompanhamento de dois anos da função ventricular direita e esquerda. *Ecocardiografia* 2016; **33**: 703-13.

33. Focardi M, Cameli M, Carbone SF et al. Parâmetros ecocardiográficos tradicionais e inovadores para a análise do desempenho do ventrículo direito em comparação com a ressonância magnética cardíaca. *European Heart journal - Cardiovascular Imaging* 2015; **16**: 47-52.

34. Scherptong RWC, Mollema SA, Blom NA et al. A tensão longitudinal sistólica máxima do ventrículo direito é um marcador sensível da deterioração do ventrículo direito em doentes adultos com tetralogia de Fallot. *The International journal ofCardiovascular Imaging* 2009; **25**: 669-76.

35. Atsumi A, Seo Y, Ishizu T et al. Análises da Deformação do Ventrículo Direito Utilizando um Sistema Ecocardiográfico Tridimensional de Rastreio de Espectros Especializado para o Ventrículo Direito. *Journal of theAmerican Society ofEchocardiography;* **29**: 402-ll.e2.

36. Malik V, Subramaniam A, Kapoor PM. Strain e strain rate: Uma tecnologia emergente no período perioperatório. *Anais de Anestesia Cardíaca* 2016; **19**: 112-21.

CAPÍTULO 2

Epidemiologia da hipertensão pulmonar

Batur Gönenç Kanar, MD
Mustafa Oğuz, MD

Epidemiologia da Hipertensão Arterial Pulmonar:

A hipertensão arterial pulmonar (HAP) é uma doença progressiva e potencialmente fatal. Os dados sobre a verdadeira prevalência da HAP são limitados. Até às últimas três décadas, a definição de HAP não estava padronizada. Após a definição e a primeira classificação da HAP pela Organização Mundial de Saúde (OMS) em 1973, os primeiros registos epidemiológicos da HAP foram realizados no início da década de 1980. Nestes registos anteriores, os números eram pequenos, os diagnósticos de um número significativo de doentes eram controversos e um número significativo de doentes não tinha sido submetido a cateterismo cardíaco direito (CHD) para confirmar o diagnóstico. Nos registos, a HAP era uma doença rara e considerava-se que afectava especialmente as mulheres jovens, mas agora esta informação mudou, sabendo-se agora que a HAP afecta todos os grupos etários, bem como ambos os sexos (1,2). Dados de registos recentes sugerem que a epidemiologia, as características de base e os resultados da HAP mudaram drasticamente na última década (3). Os registos modernos de HAP, em comparação com o registo dos NIH, os doentes inscritos nestes registos eram mais velhos (a idade média de apresentação variava entre 48 e 53 anos) e apresentavam melhores taxas de sobrevivência na era moderna (Quadro 1) (4-6). A prevalência de HAP em certos grupos de risco, que são subgrupos da Classificação de Dana Point, da doença de HAP é substancialmente mais elevada. A HAP confirmada em doentes infectados pelo VIH tem uma HAP mais ligeira e a prevalência é mais elevada, 0,46%(7). Em doentes com esclerose sistémica foi diagnosticada HAP em 7,85% e esta é a taxa mais elevada de uma doença que causa HAP (8) e em doentes com doença falciforme a prevalência é de cerca de 3,75% e a sobrevivência da doença falciforme com HAP foi mais curta.(9)

A prevalência do principal grupo de HAP é estimada em 15-50 casos por milhão (10). A epidemiologia da HAP varia consoante os subgrupos de HAP (11). A prevalência da HAP em determinados grupos de risco é substancialmente diferente. Yang X et al. (12) analisaram 20 estudos sobre HAP, dezassete sobre HAP em doenças do tecido conjuntivo, três sobre HAP idiopática, com uma prevalência estimada de 12 casos por milhão (5 a 22 casos por milhão). De acordo com esta revisão, a prevalência de doentes com HAP em doenças do tecido conjuntivo era superior à de doentes com HAP idiopática.

O estudo observacional multicêntrico REVEAL (Registry Early and Long-term PAH Disease Management), baseado nos EUA, que incluiu 2525 adultos, mostrou que a idade média ao diagnóstico era de 53 ± 14 anos e que quase 17% dos doentes com HAP tinham mais de 65 anos (3). O registo REVEAL foi classificado de acordo com a Classificação de Veneza (2013) e os resultados dos grupos de Veneza foram 46,2% de doentes com iPAH, 2,7% de fPAH e 50,7% de doentes com aPAH (subgrupos: 19,5% de CHD, 49,9% de CTD, 10,6% de HT portal e 10,5% de fármacos/toxinas).

Tabela 1. Características dos registos de HAP

PH Registry	Date of Enrollment	Sample Size	PH Population (%)	Age (*Mean* ± *SD*)	Female (%)	Incident Cases (%)	Incidence (*cpm/yr*)	Prevalence (*cpm*)	Treatment Status on Enrollment (%)	Mortality at 1 yr (%)	Mortality at 5 yr (%)
NIH registry (3)	1981–1988	194	IPAH FPAH Anorexigen	36 ± 15	62.5	64	NA	NA	No PAH-specific therapies available	32	66
PH connection (6)	1982–2006	578	IPAH: 44 CTD: 30 CHD: 11 Portal HTN: 7 Anorexigen: 3 FPAH: 4 HIV: 1	48 ± 14	77	14	NA	NA	ERA: 3 PDE-5 Inh: 0.8 Prostacyclin: 2	16	42
French registry (7)	2002–2003	674	IPAH: 39.2 CTD: 15.3 CHD: 11.3 PHTN: 0.4 Anorexigen 9.5 FPAH: 3.9 HIV: 6.2	50 ± 15	65	15[*]	2.4	15	ERA: 43 PDE-5 Inh: 7 Prostacyclin: 23	17	42
REVEAL Registry (5)	2006–2007	2525	IPAH: 46.2 CTD: 25.3 CHD: 9.9 Portal HTN: 5.3 Anorexigen 5.2 FPAH: 2.9 HIV: 1.9	53 ± 14	80	14	NA	NA	ERA: 47 PDE-5 Inh: 49 Prostacyclin: 42	9	43
PAH registry in China (8)	1999–2004	72	IPAH: 94.4 FPAH: 5.6	36 ± 12	71	NA	NA	NA	No PAH-specific therapies available	32	79
PAH registry in UK and Ireland (1)	2001–2009	482	IPAH: 92.9 FPAH: 5.4 Anorexigen 1.7	50 ± 17	70	100	1.1	6.6	ERA: 44 PDE-5 Inh: 29 Prostacyclin: 18	7	40

Definition of abbreviations: CHD = congenital heart disease; cpm = cases/million adults, CTD = connective tissue disease; ERA = endothelin receptor antagonist; FPAH = familial pulmonary arterial hypertension; HIV = human immunodeficiency virus; HTN = hypertension; IPAH = idiopathic pulmonary arterial hypertension; NIH = National Institutes of Health; PAH = pulmonary arterial hypertension; PDE-5 Inh = phosphodiesterase 5 inhibitor; PH = pulmonary hypertension; PHTN = pulmonary hypertension; SD = standard deviation.

Based on IPAH population.

*Thenappan T, et al. Sobrevivência na hipertensão arterial pulmonar: uma reavaliação da equação de estratificação de risco do NIH. Eur Respir J 2010; 35: 1079-1087.

Idade e género:

Os registos do National Institutes of Health (NIH) no início da década de 1980 revelaram que menos de 10% dos doentes tinham mais de 60 anos e que a idade média dos doentes era de 36 anos(1). Mas estes dados sobre os doentes idosos mudaram após os registos da última década. Nos registos actuais, a HAP é agora mais frequentemente diagnosticada em doentes idosos, resultando numa idade média ao diagnóstico entre os 50 e os 65 anos (13).

Na maioria dos registos, os resultados revelam uma predominância acentuada do sexo feminino. O registo do NIH mostrou uma preponderância feminina (64%) e um rácio de mulheres para homens de 1,8: 1 (11)(1). O registo REVEAL tem uma maior preponderância do sexo feminino (79,5%) e demonstra uma relação mulher/homem de 3,6: 1 entre os doentes com HAPI e de 3,8: 1 entre os doentes com HAPA. A predominância feminina foi maior entre os doentes com doença do tecido conjuntivo - subgrupo aPAH (%90 mulheres). (3)

O Pulmonary Hypertension Registry of the United Kingdom and Ireland mostrou (14) que a idade média no momento do diagnóstico neste registo era de 50 anos. Com base na idade, foram identificados dois subtipos de HAP: o grupo mais jovem, com idade ao diagnóstico < 50 anos, e o grupo mais velho, com idade ao diagnóstico > 50 anos. Em comparação com o grupo mais jovem, os doentes mais velhos apresentavam um maior atraso entre o início dos sintomas e o diagnóstico, uma pior capacidade funcional e mais comorbilidades (hipertensão arterial sistémica, diabetes, obesidade e doença cardíaca isquémica). A apresentação dos doentes também variou consoante a idade (mais edema nos doentes mais velhos vs. mais síncope e pré-síncope no grupo mais jovem). O grupo mais velho tinha HAP menos grave segundo critérios hemodinâmicos (i.e., menor pressão média da artéria pulmonar e resistência vascular pulmonar), mas teve piores resultados. A diferença na manifestação fenotípica entre os pacientes jovens e os idosos persistiu mesmo quando os dados foram divididos em quartis com base na idade de apresentação, confirmando uma verdadeira relação biológica. Devido à natureza inespecífica dos sintomas, a HAP é, infelizmente, mais frequentemente diagnosticada quando os doentes atingem um estádio avançado da doença (classe funcional III e IV da OMS).

REFERÊNCIAS:

1. Rich, S., Dantzker, D. R., Ayres, S. M., Bergofsky, E. H., Brundage, B. H., Detre, K. M., ... & Levy, P. C. (1987). Primary pulmonary hypertensiona national prospective study. Annals of internal medicine, 107(2), 216-223.

2. Jing ZC, Xu XQ, Han ZY, Wu Y, Deng KW, Wang H, Wang ZW, Cheng XS, Xu B, Hu SS, et al. Registo e estudo de sobrevivência em doentes chineses com hipertensão arterial pulmonar idiopática e familiar. Chest 2007;132:373-379

3. Badesch DB, Raskob GE, Elliott CG, Krichman AM, Farber HW, Frost AE, Barst RJ, Benza RL, Liou TG, Turner M, et al. Pulmonary arterial hypertension: baseline characteristics from the REVEAL registry. Chest 2010;137:376-387

4. Thenappan T, Shah SJ, Rich S, Tian L, Archer SL, Gomberg-Maitland M. Survival in pulmonary arterial hypertension: a reappraisal of the NIH risk stratification equation. Eur Respir J 2010;35:1079-1087

5. Humbert M, Sitbon O, Chaouat A, Bertocchi M, Habib G, Gressin V, Yaici A, Weitzenblum E, Cordier JF, Chabot F, et al. Sobrevivência em doentes com hipertensão arterial pulmonar idiopática, familiar e associada a anorexígenos na era moderna da gestão. Circulação 2010;122:156-163

6. Benza RL, Miller DP, Gomberg-Maitland M, Frantz RP, Foreman AJ, Coffey CS, Frost A, Barst RJ, Badesch DB, Elliott CG, et al. Predicting survival in pulmonary arterial hypertension: insights from the Registry to Evaluate Early and Long-Term Pulmonary Arterial Hypertension Disease Management (REVEAL). Circulação 2010;122:164-172

7. Sitbon, O., Lascoux-Combe, C., Delfraissy, J. F., Yeni, P. G., Raffi, F., De Zuttere, D., Simonneau, G. (2008). Prevalência da hipertensão arterial pulmonar relacionada com o VIH na atual era da terapia antirretroviral. Revista americana de medicina respiratória e de cuidados intensivos, 177(1), 108-113.

8. Hachulla, E., Gressin, V., Guillevin, L., Carpentier, P., Diot, E., Sibilia, J., Mouthon, L. (2005). Deteção precoce da hipertensão arterial pulmonar na esclerose sistémica: um estudo multicêntrico prospetivo nacional francês. Arthritis & Rheumatology, 52(12), 3792-3800.

9. Fonseca, G. H. H., Souza, R., Salemi, V. M. C., Jardim, C. V. P., & Gualandro, S. F. M. (2012). Hipertensão pulmonar diagnosticada por cateterismo cardíaco direito na doença falciforme. European RespiratoryJournal, 39(1), 112-118.

10.Peacock, A. J., Murphy, N. F., McMurray, J. J. V., Caballero, L., & Stewart, S. (2007). Um estudo epidemiológico da hipertensão arterial pulmonar. European Respiratory Journal, 30(1), 104-109.

11.Ôrem, C. (2017). Epidemiologia da hipertensão pulmonar no idoso. Revista de cardiologia geriátrica: JGC, 14(1), 11.

12.Yang, X., Mardekian, J., Sanders, K. N., Mychaskiw, M. A., & Thomas, J. (2013). Prevalência de hipertensão arterial pulmonar em pacientes com doenças do tecido conjuntivo: uma revisão sistemática da literatura. Clinical Rheumatology, 32(10), 1519-1531.

13.McGoon, M. D., Benza, R. L., Escribano-Subias, P., Jiang, X., Miller, D. P., Peacock, A. J., ... & Suissa, S. (2013). Hipertensão arterial pulmonar: epidemiologia e registos. Jornal do Colégio Americano de Cardiologia, 62(25), D51-D59.

14.Ling, Y., Johnson, M. K., Kiely, D. G., Condliffe, R., Elliot, C. A., Gibbs, J. S. R., ... & Fisher, A. J. (2012). Alteração da demografia, epidemiologia e sobrevivência da hipertensão arterial pulmonar incidente: resultados do registo de hipertensão pulmonar do Reino Unido e da Irlanda. Revista americana de medicina respiratória e de cuidados intensivos, 186(8), 790-796.

CAPÍTULO 3

Terapia atual para a hipertensão pulmonar

Tank Kivrak, MD

Batur Kanar, MD

Conteúdo do capítulo 3

1- Introdução: O tratamento da hipertensão arterial pulmonar

2- Monoterapia

2.1. Derivados da prostaciclina/prostaglandina 12

2.1.1. Epoprostenol

2.1.2. Treprostinil

2.1.3. Iloprost

2.1.4. Beraprost

2.2. Antagonistas dos receptores da endotelina

2.2.1. Bosentan

2.2.2. Ambrisentan

2.2.3. Sitaxsentan

2.3. Inibidores da fosfodiesterase V

2.3.1. Sildenafil

2.3.2. Tadalafil

3- Novos medicamentos

3.1. Imatinib

3.2. Riociguat

3.3. Selexipag

3.4. Macitentano

1- Introdução: O tratamento da hipertensão arterial pulmonar

A hipertensão arterial pulmonar (HAP) é uma doença perigosa relacionada com a

elevação progressiva das pressões pulmonares que causam insuficiência cardíaca

direita e morte(1).É uma doença pouco frequente com uma prevalência aproximada de

cerca de 15 casos por milhão de doentes(2).O diagnóstico é feito através de medidas

de pressão obtidas por cateterismo e identifica-se como uma pressão média da artéria pulmonar ≥25 mmHg, uma pressão de cunha da artéria pulmonar <15 mmHg e uma resistência vascular pulmonar (RVP) ≥ 3 unidades Wood.

Caracteriza-se pela perda das arteríolas pulmonares de pequeno e médio porte com espessamento excêntrico e obliterativo da íntima e média, composto por miofibroblastos e células musculares lisas. O que qualifica a HAP é a lesão plexiforme, um crescimento desorganizado das células endoteliais e, consequentemente, impede o fluxo sanguíneo para os capilares(3). Antes da aprovação do epoprostenol em 1995(4), não havia terapias específicas para a HAP e a sobrevida era muito pobre; a sobrevida em 1 ano era de 69% e a sobrevida em 5 anos era de apenas 38%(5). Nos anos seguintes, o desenvolvimento de novas terapias para a HAP permitiu melhorar a morbilidade dos doentes, tal como estabelecido pelos registos do REVEAL (Registry to Evaluate Early and Longterm PAH Disease Management) e do Consórcio Francês(6-9). Estas terapêuticas têm como alvo uma de três vias: Óxido nítrico (NO), endotelina e prostaglandina(Figura 1).

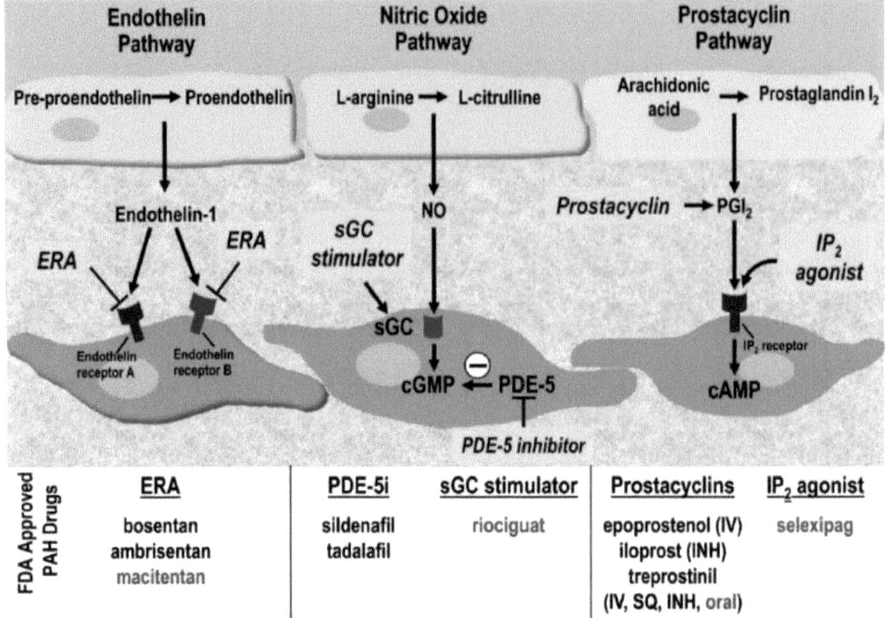

Figura 1. Alvo nas terapias actuais para a hipertensão arterial pulmonar.

AMPc, monofosfato de adenosina cíclico; GMPc, monofosfato de guanilato cíclico; ERA, antagonista do recetor de endotelina; FDA, Administração de Alimentos e Medicamentos dos EUA; INH, inalado; IP2, recetor de prostaciclina 2; IV, intravenoso; NO, óxido nítrico; HAP, hipertensão arterial pulmonar; PDE-5, fosfodiesterase-5; PDE-5i, inibidor da fosfodiesterase-5; PGI2, prostaglandina I2; sGC, guanilato ciclase solúvel; SQ, subcutâneo.

2- Monoterapia:

2.1. Derivados da prostaciclina:

2.1.1. Epoprostenol: A permanência da liberação do agente vasoconstritor (tromboxano A2), ocorre em pacientes com a forma primária e secundária de hipertensão pulmonar (HP). Em contrapartida, a liberação de PGI2 está deprimida nesses pacientes(10). Foi documentado que a expressão da PGI2 sintase está diminuída nos tecidos pulmonares de pacientes com HP grave(11). Não se sabe se o desequilíbrio na libertação destes mediadores é uma causa da HP, mas este desequilíbrio pode desempenhar um papel no desenvolvimento e manutenção de ambas as formas da doença(10). A eficácia da terapia intravenosa contínua com epoprostenol foi testada em três ensaios clínicos randomizados (ECRs) não cegos em pacientes com HPI(13,14) e pacientes com HP para esclerodermia, classe funcional da OMS (WHO-FC) III ou IV, apesar da terapia médica ideal(15). O tratamento com epoprostenol recupera os sintomas, a capacidade de exercício e a hemodinâmica, e é o único tratamento que foi documentado para reduzir a mortalidade de pacientes com HPI num estudo(14,16). Meta-análises para mortalidade total nos três ECRs realizados mostraram reduções de risco relativo de 70% e 68%, respetivamente(16). Um estudo relatou a eficácia a longo prazo da terapia com epoprostenol em 162 pacientes com HP primária(17). A pressão pulmonar média (PAPm) diminuiu de 61 ± 13 mmHg para 53 ± 13 mmHg e a mortalidade observada com a terapia com epoprostenol em 1-3 anos foi consideravelmente maior do que a mortalidade esperada suportada por dados antigos. Além disso, a combinação de epoprostenol e bosentan desenvolveu a capacidade funcional e de exercício de doentes com HAPI em comparação com os controlos que receberam monoterapia com epoprostenol(18) O epoprostenol intravenoso melhora a morbilidade e a mortalidade em comparação com a terapia convencional em doentes com HP devido a esclerodermia (19).Além disso, o epoprostenol pode melhorar a morbilidade e a mortalidade em doentes com HAP relacionada com algumas doenças do tecido conjuntivo (DTC) (DTC mistas, síndrome CREST, lúpus eritematoso sistémico, esclerodermia e síndrome de Sjogren)(19-22). Um estudo relatou os resultados da terapêutica a longo prazo com epoprostenol em doentes com HP relacionada com cardiopatias congénitas (CHD- PAH)(23). Outro estudo documentou que a terapia com PGI2 em pacientes adultos com CHD-PAH resultou em melhorias hemodinâmicas e clínicas(24). Esta terapia em pacientes com HP associada à hipertensão portal melhorou a hemodinâmica, mas não melhorou a sobrevida a longo prazo(25-27). Os efeitos adversos mais comuns (ocorrendo em ≥10% dos doentes) foram rubor, cefaleias, náuseas/vómitos, hipotensão, ansiedade e dor torácica durante o início da terapêutica. Os acontecimentos adversos mais comuns (ocorrendo em ≥10% dos doentes) foram dor no maxilar, mialgia, tonturas, cefaleias, náuseas/vómitos, rubor, diarreia, dor músculo-esquelética inespecífica, taquicardia, sintomas semelhantes aos da gripe, ansiedade e hipestesia durante a administração crónica. A infusão crónica de um medicamento é feita com uma bomba de infusão através de um cateter venoso central. As infecções são problemáticas durante o tratamento e foi documentada uma taxa de sepsis de 0,3 por ano em doentes tratados com epoprostenol.(13) A terapêutica anticoagulante está relacionada com um benefício de sobrevivência em doentes com HAPI e tem sido aconselhada. (28) O epoprostenol tem atividade antiplaquetária e está documentado que diminui os níveis plasmáticos do ativador do plasminogénio tecidular e do inibidor do ativador do plasminogénio.(29)

2.1.2. Treprostinil: O treprostinil é um análogo tricíclico benzidínico da prostaciclina, que exerce acções antiplaquetárias e vasodilatadoras, incluindo a vasodilatação pulmonar.(30) Atualmente, está disponível em três formas: solução injetável, comprimidos orais e inalação.(31-33) A solução injetável pode ser preparada em cloreto de sódio a 0,9% e é estável à temperatura ambiente.A solução injetável pode ser preparada em cloreto de sódio a 0,9% e é estável à temperatura ambiente.(31) O treprostinil oral está disponível em comprimidos de 0,125 mg, 0,25 mg, 1 mg e 2,5 mg, administrados duas vezes por dia.(33) A dose inicial aconselhada é de 0,25 mg por via oral e titulada a cada três dias. O treprostinil inalado é administrado através de nebulizadores ultra-sónicos para diminuir o tamanho das partículas, permitindo assim a entrega do fármaco às vias aéreas distais e às arteríolas pulmonares fibróticas.(33) A dose inalada inicial aconselhada é de 18 pg (i.e, A dose inicial inalada aconselhada é de 18 pg (ou seja, três respirações) quatro vezes ao dia.(33) É metabolizada pelo sistema hepático; a depuração pode estar diminuída em até 80% em pacientes com insuficiência hepática.(31) A biodisponibilidade da solução (SubQ e IV) é de 100% e a biodisponibilidade do comprimido oral é de cerca de 18%.(32) As concentrações plasmáticas no estado estacionário são alcançadas em 10 horas com taxas de infusão contínua entre 1,25 ng/kg/min e 22 ng/kg/min.(31) A meia-vida da administração SubQ e IV é de quase 2-4 horas, permitindo interrupções de dose sem risco de vida.(31) As características farmacocinéticas e farmacodinâmicas da varfarina não são consideravelmente afetadas pela administração concomitante de treprostinil.(34) Vários ensaios foram orientados para medir o efeito de infusões contínuas de treprostinil na morbidade por até 12 semanas.(35-38) O primeiro estudo crítico foi um estudo randomizado, duplo-cego, multicêntrico, controlado por placebo, que investigou a utilidade da infusão contínua SubQ de treprostinil em pacientes com diferentes etiologias de hipertensão pulmonar.(35) Pacientes com classe funcional II-

IV da NYHA registados com terapia convencional optimizada durante pelo menos um mês antes da randomização. Após 12 semanas de tratamento com treprostinil em comparação com a linha de base, a DTC6 manteve-se numa mediana de 10 m (-24 m a +47 m; percentil 25-75) e aumentou de forma constante no grupo placebo (-44 m a +32 m; percentil 25-75). A variação na distância média percorrida entre os dois grupos foi de 16 m (intervalo de confiança de 95% [IC]: 4,4-27,6 m, P=0,006). Após 12 semanas de terapia, a classificação de dispneia-fadiga recuperou consideravelmente para 5,4±0,2 de 4,2±0,1 na linha de base no grupo de tratamento em comparação com 4,3±0,1 de 4,4±0.Além disso, o grupo treprostinil relatou avanços importantes desde a linha de base até à semana 12 na pressão média da aurícula direita (-0,5±0,4 mmHg, P=0,0002), MPAP (-2,3±0,5 mmHg, P=0,0003), índice cardíaco (+0,12±0,04 L/min/m2, P=0,0001) e saturação venosa mista de oxigénio (+2,0±0,8%, P=0,0001). Outra análise registada no ensaio anteriormente mencionado por Simonneau et al. (35) documentou os resultados para a HAP especificamente com base na doença do tecido conjuntivo subjacente.(36) O progresso mediano corrigido por placebo na DTC6 às 12 semanas a partir da linha de base no grupo do treprostinil foi de 25 m (P=0,055).Não se registou qualquer variação no Borg Dyspnea Score entre os dois grupos (- 0,6±0,5 e +0,2±0,5, respetivamente, P=0,168). Embora se tenha verificado uma melhoria significativa no índice cardíaco de 0,2±0,08 L/min/m2 (P=0,007) em relação ao valor basal no grupo do medicamento em comparação com o placebo, esta modesta melhoria pode não se transformar num efeito clinicamente relevante. Além disso, foi registada uma diminuição acentuada do índice de resistência vascular pulmonar no grupo do treprostinil, mas a pressão média não recuperou. Um ensaio prospetivo está a avaliar o treprostinil conduzido em doentes com HAP.(37) Cerca de 87% dos indivíduos completaram o estudo e relataram uma excelente permanência na DTC6 em comparação com a semana 12 (319±22 m / 400±26 m, P=0,001). O único paciente com HAP classe funcional IV da OMS melhorou para classe III, enquanto 30% dos pacientes em classe III melhoraram para tipo II a partir da linha de base após 12 semanas de treprostinil. Também se registou uma melhoria notável da hemodinâmica. Outro ensaio de treprostinil IV contínuo foi concluído em doentes com HAP sem tratamento.(38) O resultado primário mudou na DTC6 após o período de tratamento, e a mediana da DTC6 foi 83 m superior à do grupo placebo (IC 95%: 7-187 m, P=0,008) e houve uma recuperação notável na pontuação de dispneia de Borg (2,0±0,7 m, P=0,0089). Mais de 50% dos pacientes que receberam treprostinil na semana 12 relataram uma melhora na classe funcional da NYHA, sem que nenhum deles apresentasse piora. Foram publicados três ensaios aleatorizados que avaliaram a eficácia e segurança do treprostinil oral.(39-41) O ensaio FREEDOM-C exigiu que os indivíduos estivessem a tomar um inibidor oral da PDE-5 e um ERA antes da aleatorização. Os doentes tomaram inicialmente 1 mg de treprostinil oral bid ou placebo correspondente com dose mantida em 1 mg, mas a fraca tolerabilidade do fármaco em estudo obrigou a alterar os protocolos, utilizando a dose mais baixa de 0,25 mg e 0,5 mg, que não estava originalmente disponível. Isto fez com que 22% dos doentes abandonassem o estudo mais cedo contra 14% do grupo placebo. Os doentes que se registaram assim que todas as dosagens dos comprimidos estavam disponíveis começaram com 0,5 mg duas vezes por dia, com aumentos de dose de três em três dias, conforme tolerado. O endpoint primário foi a diferença mediana na DTC6 às 16 semanas, que não variou entre os grupos (+11 m, IC 95%: 0,0-22 m, P=0,07), mas os doentes que podiam tolerar doses mais elevadas de treprostinil pareciam conseguir maiores avanços na DTC6 (dose ,1 mg bid +4 m [n=58], 1,25-3,25 mg bid +18 m [n=49], 3,5-16 mg bid +34 m [n=52]). Jing et al.(40) (FREEDOM- M) 349 pacientes amplamente com classe II (36%) e classe III (61%) da NYHA, e altas taxas de eventos adversos e uma alta taxa de abandono do estudo no grupo do treprostinil oral exigiram uma mudança na dose do protocolo de titulação. A dose inicial foi reduzida de 1 mg bid para 0,5 mg bid e mais tarde para 0,25 mg bid, com titulações de dose de três em três dias, conforme tolerado, e 33% dos doentes do grupo do treprostinil oral abandonaram o estudo mais cedo contra 25% do grupo do placebo. O ensaio FREEDOM-M registou uma manutenção estatisticamente notável da diferença mediana na DTC6 às 12 semanas em relação ao placebo (+23 m, IC 95%: 4-41 m, P= 0,0307).

Num estudo aleatório ([TRIUMPH I]), McLaughlin et al.(42) analisaram os efeitos do treprostinil inalado em doentes a tomar bosentano ou sildenafil. Os indivíduos foram randomizados para tomar treprostinil inalado começando com 18 µg, permanecendo conforme tolerado até 54 µg, quatro vezes ao dia ou placebo. O treprostinil inalado registou um aumento notável na DTC6 em comparação com o placebo (+19 m, P=0,0001). Este ensaio mostrou que o treprostinil inalado mantém a DTC6 em relação ao placebo.(43) Os pacientes do estudo TRIUMPH I que estavam recebendo bosentana ou sildenafil foram autorizados a receber treprostinil inalado, iniciando com 18 µg quatro vezes ao dia e permanecendo até 54 µg quatro vezes ao dia, sendo permitidas doses de até 72 µg quatro vezes ao dia. Todos os pacientes foram iniciados com a dose

inicial de 18 µg quatro vezes ao dia.A mudança mediana na DTC6 ao longo do tempo

relatada a cada três meses. A alteração mediana na DTC6 aos seis meses foi de +28 m,

mas alguns destes ganhos não foram mantidos, uma vez que a alteração mediana na

DTC6 caiu para +18 m após 24 meses. Esta falta de uma resposta forte esteve

relacionada com o facto de os doentes parecerem ter tido uma maior progressão da

doença do que os que foram atribuídos ao grupo do treprostinil. Este estudo mostra que

a melhoria da DTC6 observada em ensaios de curta duração pode ser mantida durante

um período de dois anos. Este estudo sugere que o início mais precoce do treprostinil

pode dar uma melhor resposta, em contraste com o início mais tardio na progressão da

doença. (42) No entanto, esta terapêutica não está isenta de efeitos adversos, sendo a

tosse, a cefaleia e o rubor os mais observados no estudo. Sildenafil oral adicionado a

treprostinil SubQ avaliado num estudo.(44) Sildenafil oral titulado a 50 mg três vezes

ao dia administrado durante seis meses. Foram notificadas reacções típicas mediadas

por vasodilatadores, cefaleias (N=3), rubor (N=3) e dor no maxilar (N=2). Num estudo,

o sildenafil oral foi adicionado à terapêutica com prostaciclina existente em indivíduos

com HAP grave ou indivíduos com presença de disfunção ventricular direita apesar da

classe funcional da HAP.(45)O sildenafil oral foi titulado até uma dose alvo de 50 mg

três vezes por dia. Os regimes basais de prostaciclina consistiram em epoprostenol IV

(N=7, dose média 21,6±5,6 ng/kg/min), treprostinil SubQ (N=8, dose média 31,7±6,4

ng/kg/min) e iloprost em aerossol (N=5, dose média 140±22,4 µg/dia). Foi registada

uma melhoria estatística na DTC6 em comparação com a linha de base (350,6±121 m)

ao fim de um ano, 429,7±86 m (P=0,02), e dois anos, 455,6±89,4 m (P=0,04 versus um ano). Os sintomas de insuficiência cardíaca, relatados por 55% dos indivíduos do estudo antes da terapia combinada, diminuíram para 16% após um ano. As pequenas doses de prostaciclina após dois anos de terapia concomitante aumentaram para 26 ± 6,4 ng/kg/min para epoprostenol, 46,3 ± 14,3 ng/kg/min para treprostinil e 150 μg/dia para iloprost. Cinco indivíduos do estudo não completaram o seguimento aos dois anos, e dois pacientes morreram durante o período de seguimento. Este estudo demonstra o potencial de melhoria da hemodinâmica e das capacidades funcionais quando a terapêutica combinada é administrada a indivíduos que regrediram com monoterapia.A segurança e eficácia a longo prazo do bosentan adicionado à terapêutica com treprostinil SubQ foi avaliada num estudo retrospetivo.(46) Verificou-se uma melhoria estatística da pressão média em relação à basal (59.7±15,1 mmHg) relatada antes da terapia com bosentana, 55,7±15,7 mmHg (P=0,001), e após a terapia com bosentana, 47,2±11,6 mmHg (P:0,001 versus bosentana) e a DTC6 basal de 307.2±58,9 m aumentou para 332,8±79,6 m antes de iniciar o bosentan (P=0,001) e 374,2±110,3 m na observação final (P=0,071 versus bosentan). A terapêutica concomitante foi bem tolerada; no entanto, foram reportadas reduções estatisticamente grandes nas transaminases hepáticas e na hemoglobina em contraste com a linha de base.Estes três estudos sugerem uma melhoria da terapêutica combinada nas capacidades pulmonares e funcionais.(44-46) Dois estudos reportaram benefícios na DTC6 e na hemodinâmica pulmonar quando a terapêutica combinada é utilizada em indivíduos com marcadores de pior prognóstico.(45,46)

2.1.3.Iloprost: A administração contínua de PGI2 e análogos tem sido utilizada com sucesso para melhorar a hemodinâmica pulmonar e o prognóstico a longo prazo em doentes com HAP durante anos. No entanto, o desenvolvimento de tolerância e os efeitos secundários graves deste tratamento demonstraram a necessidade de outra via de aplicação. Uma forma alternativa de administração de PGI2 foi desenvolvida com iloprost em aerossol por inalação. Este análogo da PGI2 tem potência vasodilatadora e perfil de eficácia semelhantes aos do epoprostenol, levando aos mesmos efeitos intracelulares após a ligação ao recetor.(47) O iloprost permanece estável à temperatura ambiente e à luz ambiente em pH:7,4 e oferece uma meia-vida mais longa (20-25 min) em comparação com a PGI2 em aerossol ou o epoprostenol(48). Entretanto, os efeitos colaterais são semelhantes. As pequenas partículas aerossolizadas depositam-se no parênquima pulmonar durante a respiração corrente.(49,50) As artérias pulmonares intra-acinares circundadas por superfícies alveolares podem ser dilatadas pela deposição alveolar de PGI2 e 6,5 a 9.4 minutos após a inalação, o efeito do iloprost inalado termina por 0- oxidação, resultando num metabolito inativo.(51,52) É necessário inalar iloprost com nebulizadores especializados 6 a 12 vezes por dia.(53) O número de inalações é habitualmente recomendado para 6 a 9 vezes por dia. No entanto, os dispositivos tornaram possível reduzir o tempo utilizado para a inalação de 15 por ventiladores de jato para 4 minutos por nebulizadores ultra-sónicos.(49) Um regime de dosagem típico começa com 2,5 µg por inalação e será aumentado para 5 µg por inalação se for bem tolerado. O iloprost inalado dilata seletivamente as artérias pulmonares. Os efeitos secundários são assim substancialmente reduzidos em comparação com os fármacos administrados por via intravenosa ou subcutânea (54).

O estudo AIR (Aerosolized Iloprost Randomised) foi um estudo randomizado, realizado em 203 doentes com formas seleccionadas de HAP grave e HP tromboembólica crónica em classe III ou IV da NYHA(53). O estudo teve a duração de 12 semanas e o seu endpoint primário foi o aumento da DTC6 e a melhoria da classe NYHA, sendo a deterioração clínica uma diminuição de 30%; e o declínio das medidas da função hemodinâmica. O objetivo primário foi atingido por 16,8% dos doentes tratados com iloprost em comparação com 4,9% dos que receberam placebo (p=0,007). 40% do grupo iloprost aumentou a sua DTC6 em 10%, e 24,8% melhorou pelo menos uma classe funcional da NYHA. O grupo do iloprost aumentou a DTC6 (+36,4m (p=0,004). A hemodinâmica cardiopulmonar deteriorou-se no grupo placebo e após uma melhor inalação do medicamento. A pontuação da dispneia de Mahler aumentou no grupo do iloprost em comparação com o grupo do placebo. A qualidade de vida relacionada com a saúde (medida através da escala visual analógica EuroQol) melhorou a partir da linha de base no grupo do iloprost e manteve-se inalterada no grupo do placebo. O número de doentes que se deteriorou foi menor no grupo do iloprost (4,9%) do que no grupo do placebo (11,8%), mas não foi significativo (p=0,09). Os efeitos secundários relatados foram ligeiros e típicos da terapêutica com prostanóides (rubor e dor no maxilar). Registou-se um aumento do número de doentes que referiram tosse no grupo do iloprost em comparação com o grupo do placebo. Os eventos sincopais ocorreram com uma frequência semelhante nos dois grupos, mas foram mais definidos como reacções adversas graves no grupo do iloprost (cinco relatos de síncope grave, em contraste com nenhum no grupo do placebo). O tipo de HP não teve qualquer efeito nos resultados relativos à DTC6, classe funcional da

NYHA, pontuação de dispneia de Mahler, deterioração clínica e morte.

O estudo COMBI (Combination therapy of Bosentan and aerosolised Iloprost in idiopathic pulmonary arterial hypertension) investigou o impacto do iloprost inalado como aditivo à monoterapia com bosentan em 40 doentes com HAP idiopática, num ensaio aberto, aleatório e controlado de 12 semanas(55). O endpoint primário foi a alteração da DTC6 às 12 semanas, e os endpoints secundários (classe funcional, qualidade de vida) e deterioração clínica (definida como a ocorrência de morte, admissão hospitalar por insuficiência cardíaca direita, queda da capacidade funcional ou diminuição da DTC6 em 20% ou até 150 m). Não foram documentadas diferenças significativas entre os dois grupos para qualquer um dos pontos finais, embora a DTC6 tenha melhorado em mais doentes no grupo do iloprost. O estudo STEP (Safety and Pilot Efficacy Trial in combination with bosentan for Evaluation in Pulmonary Arterial Hypertension) relatou melhorias significativas nos parâmetros hemodinâmicos diretamente após a inalação de iloprost, mas não antes.O estudo STEP foi um ensaio aleatório e controlado de iloprost como complemento à monoterapia com bosentan em 67 doentes com HAP (55% HAP idiopática)(56).O estudo centrou-se na segurança como endpoint primário e na alteração da DTC6 em relação à linha de base, na alteração da classe funcional da NYHA, nos parâmetros hemodinâmicos e no tempo até à deterioração clínica, definida prospectivamente como morte relacionada com a HAP, hospitalização ou interrupção precoce do estudo devido a agravamento da HAP, início de nova terapêutica específica para a HAP, transplante pulmonar ou septostomia auricular. Os resultados do STEP indicaram que a adição de iloprost ao bosentan tinha um perfil de segurança. Os efeitos adversos foram típicos da classe dos prostanóides; a tosse foi maioritariamente documentada (40% no grupo do iloprost e 19% no grupo do placebo) e não resultou na interrupção do tratamento. A síncope só foi registada num doente tratado com iloprost no estudo STEP e foi classificada como não grave. Os resultados do estudo STEP também relataram uma tendência aparente para a melhoria da capacidade de exercício em comparação com o placebo (p=0,051) e uma melhoria significativa na classe funcional da NYHA (p=0,002) e no tempo até à deterioração clínica (p=0,022).

2.1.4.Beraprost: O Beraprost é um análogo estável da prostaciclina, por via oral, com efeitos vasodilatadores, antiplaquetários e citoprotectores nas células endoteliais, bem como efeitos antiproliferativos nas células musculares lisas vasculares(57).Pode melhorar o desequilíbrio de tromboxano e prostaciclina em doentes com hipertensão pulmonar e pode potencialmente prevenir o desenvolvimento progressivo de alterações patológicas na vasculatura pulmonar(58). Vários ensaios clínicos não comparativos demonstraram reduções substanciais na pressão arterial e resistência pulmonar, um aumento no débito cardíaco, e melhoria da capacidade de exercício e sobrevivência durante a terapia com Beraprost em pacientes com hipertensão pulmonar primária e hipertensão pulmonar secundária (59-62). Ensaios randomizados, controlados por placebo e duplo-cegos em pacientes com hipertensão pulmonar provaram que o beraprost melhora a capacidade de exercício e os sintomas em pacientes com classe II e III da NYHA, particularmente naqueles com hipertensão pulmonar primária(63,64). Os efeitos benéficos em pacientes com HAP classe II ou III da NYHA ocorrem principalmente durante as fases iniciais do tratamento, e este efeito atenua-se com o tempo (65). Os principais eventos adversos incluem cefaleia, afrontamentos, diarreia e náuseas. Devido à sua administração oral, o beraprost deve ser sugerido para pacientes com HAP menos grave, especialmente aqueles em classe II da NYHA e, precocemente, em classe III sólida.

2.2. Antagonistas dos receptores da endotelina:

2.2.1. Bosentano: O bosentan é um antagonista dos receptores ETA e ETB, com uma afinidade in vitro apenas ligeiramente superior para o recetor ETA. Dois ensaios clínicos aleatórios levaram à aprovação do bosentan pela Food and Drug Administration (FDA) dos EUA para doentes com HAP de classe funcional III ou IV. O primeiro estudo multicêntrico aleatório controlado por placebo de bosentano oral crónico foi realizado por Channick e colegas em 32 doentes com HAPI (n=27) ou com HAP relacionada com esclerodermia (n=5) (66). Os pacientes recrutados eram todos de classe funcional III da Organização Mundial de Saúde (OMS), e houve uma randomização 2:1 para o grupo do bosentan em relação ao placebo. Os doentes do grupo do bosentan receberam o fármaco numa dose de 62,5 mg duas vezes por dia durante quatro semanas, seguida de 125 mg duas vezes por dia. Foi permitida a terapêutica concomitante com digoxina, anticoagulantes, diuréticos e bloqueadores dos canais de cálcio; no entanto, foram excluídos os doentes que recebiam epoprostenol. O ponto final primário foi a capacidade de exercício medida pelo teste de caminhada de 6 minutos (TC6) e os pontos finais secundários incluíram melhoria hemodinâmica por cateterismo cardíaco direito, alteração na classe funcional e tempo para agravamento clínico, todos medidos às 12 semanas. A análise de intenção de tratamento demonstrou melhorias estatisticamente significativas no grupo bosentan em comparação com o placebo no TC6, com um efeito de tratamento médio de 76 m e hemodinâmica pulmonar (débito cardíaco, resistência vascular pulmonar, pressão arterial pulmonar média). Um estudo subsequente maior, em dupla ocultação e controlado por placebo do bosentan na HAP, realizado por Rubin et al. (67), incluiu 213 doentes com HAPI (n=150) ou HAP relacionada com esclerodermia (n=47) ou lúpus eritematoso sistémico (n=16).

Todos os pacientes pertenciam à classe funcional III ou IV da OMS. Os parâmetros de base incluíam um TC6 médio de 330 m e pressões médias da artéria pulmonar de 55 mm Hg. Os doentes aleatorizados para o grupo do bosentano receberam 62,5 mg duas vezes por dia durante quatro semanas, depois 125 mg duas vezes por dia (n=74) ou 250 mg duas vezes por dia (n=70) durante mais 12 semanas, em comparação com placebo (n=69). O ponto final primário foi o estado funcional medido pelo TC6 em 16 semanas. Este ensaio também mostrou uma melhoria estatisticamente significativa no TC6 em ambos os grupos de bosentan em comparação com o placebo. A análise das medidas secundárias de eficácia revelou uma tendência nos grupos do bosentan para índices de dispneia de Borg mais baixos e uma melhoria da classe funcional. Houve também uma permanência estatisticamente nobre nos grupos bosentan no tempo para o agravamento clínico, medido pela morte, transplante pulmonar, hospitalização ou abandono do estudo devido ao agravamento da hipertensão pulmonar, necessidade de terapia com epoprostenol ou septostomia atrial. Além disso, num subgrupo de 85 doentes incluídos num subestudo ecocardiográfico, o bosentan melhorou diferentes parâmetros ecocardiográficos e Doppler relacionados com a função sistólica do ventrículo direito e o enchimento diastólico precoce do ventrículo esquerdo (68). Atualmente, estão disponíveis dados sobre a eficácia a longo prazo do bosentan. Um relatório recente de Sitbon et al. (69) demonstrou uma melhoria sustentada da classe funcional e da hemodinâmica pulmonar durante pelo menos um ano. Dados de mortalidade para 169 pacientes tratados com bosentan como terapia de primeira linha foram recentemente apresentados por McLaughlin et al. (70). Nesse relatório, a sobrevivência de três anos foi de 86% em comparação com uma sobrevivência prevista de 48% para estes indivíduos com base numa equação de sobrevivência validada pelo National Institutes of Health (NIH). O bosentano é eliminado pelo metabolismo hepático através dos sistemas enzimáticos P450 CYP2C9 e CYP3A4. Os níveis de estado estacionário são frequentemente atingidos após três a cinco dias com uma dose de duas vezes por dia. Ao atingir o estado estacionário, a semi-vida de eliminação torna-se constante. Um metabolito do bosentano (Ro 48-5033) é farmacologicamente ativo, mas acredita-se que contribua com 20% da resposta clínica ao bosentano. A depuração renal do bosentano parece ser negligenciável. As evidências clínicas sugerem que a administração de bosentano pode precipitar a lesão hepatocelular, particularmente em doses mais elevadas. Os dados combinados dos ensaios clínicos existentes revelam elevações superiores a três vezes das aminotransferases em 11% dos doentes com bosentano (n=658) em comparação com 2% dos doentes que receberam placebo (n =280). Este efeito foi observado tanto no início como no final do tratamento. As elevações mais graves das aminotransferases foram observadas nos doentes que receberam 250 mg duas vezes por dia ou mais. As anomalias hepáticas eram frequentemente assintomáticas e todas se resolveram com a redução ou cessação da dose. Nalguns doentes, a reintrodução de bosentano não levou a elevações recorrentes das enzimas hepáticas. Estudos em ratos revelaram que a lesão hepática induzida pelo bosentano é provavelmente mediada pela inibição da bomba de exportação de sais biliares canalicular hepática induzida pelo fármaco(71). Os doentes que tomam bosentano devem ser submetidos a uma monitorização da alanina aminotransferase e da aspartato aminotransferase antes do início do fármaco e mensalmente depois disso. Os doentes com disfunção hepática de base significativa não devem receber bosentano. Em doentes com congestão hepática causada por insuficiência cardíaca direita, uma diurese agressiva pode corrigir as aminotransferases anormais que ocorrem apenas nesta base e, consequentemente, requalificar estes doentes para o bosentan. Bosentan é contraindicado na gravidez. Os modelos animais revelam que os péptidos da endotelina parecem desempenhar um papel significativo no desenvolvimento fetal. Num estudo (72), a ET-1 foi implicada no encerramento do canal arterial à nascença. Os ratinhos com deficiência de ET-1 (72) e os que receberam bosentan (monografia do produto, Actelion Pharmaceuticals, Allschwill, Suíça) enquanto fetos desenvolvem anomalias craniofaciais graves. A gravidez deve ser excluída antes da terapêutica com bosentano e evitada depois com contraceção fiável. As formas hormonais de contraceção podem não ser fiáveis no contexto da terapêutica com bosentan, pelo que não devem ser a única forma de contraceção em mulheres com potencial para engravidar. Outros efeitos secundários comuns observados com bosentano incluem uma diminuição da hemoglobina relacionada com a dose de etiologia desconhecida, dores de cabeça e rubor. Foi demonstrado que muitos medicamentos interagem com o bosentano através do sistema P450. A gliburida e a ciclosporina A são contra-indicadas na terapêutica concomitante com bosentano. Embora um pequeno estudo tenha demonstrado que os seres humanos que receberam bosentano 500 mg duas vezes por dia reduziram o efeito da varfarina (73), não foi observada qualquer influência na atividade da varfarina nos ensaios clínicos que utilizaram as doses de 125 mg e 250 mg duas vezes por dia de bosentano. Papel no contexto dos tratamentos existentes para a HAP. A adição de bosentan ao epoprostenol é uma abordagem potencialmente atractiva, uma vez que os dois agentes actuam através de mecanismos diferentes e possivelmente complementares. Um estudo randomizado controlado de epoprostenol-bosentan combinado encontrou uma tendência para uma maior redução percentual na resistência pulmonar total com a combinação versus epoprostenol isolado (74).

2.2.2.Ambrisentan: O primeiro estudo do ambrisentan na HAP incluiu 64 doentes, que foram tratados com 1, 2,5, 5 e 10 mg de ambrisentan q.d.(75) O endpoint primário melhorou o TC6(36 m), a capacidade funcional e a hemodinâmica cardiovascular. Elevação das enzimas hepáticas documentada em dois (3%) dos 64 pacientes, ambos tratados com 5 mg. O ARIES-1 incluiu 202 doentes com HAP que foram aleatorizados para placebo ou ambrisentan nas doses de 5 e 10 mg (76). Revelou melhorias substanciais no MWT 6 (30,6 m no grupo de 5 mg e 51,4 m no grupo de 10 mg), na classe funcional e na qualidade de vida após 12 semanas de tratamento com ambrisentan. O ARIES-2 comparou o placebo e o ambrisentan nas doses de 2,5 e 5 mg, mostrando melhorias notáveis no TC6(77).

Não existem dados que indiquem que os doentes expostos ao ambrisentan nos ensaios

ARIES tenham desenvolvido uma elevação dos níveis de transaminases. O ARIES-E, a extensão a longo prazo dos ensaios ARIES-1 e -2, mostrou uma taxa de sobrevivência a 1 ano de 95%. Os acontecimentos adversos mais comuns foram dores de cabeça e edema periférico e não resultaram na retirada do medicamento. Não existem interacções farmacocinéticas entre o ambrisentan e outros medicamentos mais utilizados na HAP.

2.2.3.Sitaxsentan: Num estudo piloto, o fármaco foi avaliado em 20 doentes com HAP em doses que variaram entre 100-500 mg de sitaxsentan b.i.d. Verificaram-se melhorias significativas na hemodinâmica e na capacidade de exercício, mas também se registaram dois casos de lesão hepática grave, um deles fatal (a dose diária de sitaxsentan era de 600 mg neste doente) (79). O ensaio subsequente Sitaxsentan To Relieve ImpaireD Exercise (STRIDE)-1 avaliou dosagens mais baixas de sitaxsentan, ou seja, 100 ou 300 mg, em doentes com HAPI e HAP (80). O endpoint primário deste ensaio foi o pico de consumo de oxigénio, determinado por teste de exercício cardiopulmonar. Este parâmetro só foi atingido no subgrupo de 300 mg. Em contrapartida, a distância de caminhada de 6 minutos aumentou significativamente no grupo de 100 mg (35 m) e no grupo de 300 mg (33 m), e os parâmetros hemodinâmicos melhoraram consideravelmente em dois grupos. O agravamento clínico ocorreu em três 5% dos 60 doentes do grupo placebo, 0% dos 55 do grupo 100 mg e um 2% dos 63 do grupo 300 mg, e a incidência de anomalias hepáticas foi de 3% no grupo placebo, 0% no grupo 100 mg e 10% no grupo 300 mg. O ensaio STRIDE-2 mediu então a segurança e a eficácia do sitaxsentan nas doses de 50 e 100 mg(81). Os doentes tratados com 100 mg demonstraram uma melhoria considerável da capacidade funcional e do TC6 (31,4 m) em comparação com o grupo placebo, mas as alterações não foram significativas no grupo de 50 mg. O sitaxsentan não melhorou substancialmente o tempo até ao agravamento clínico. O aumento dos níveis de aminotransferase para mais de três vezes o limite superior do normal ocorreu em 6% dos doentes que receberam o placebo, em comparação com 5% no grupo de 50 mg e 3% no grupo de 100 mg. Após um ano de tratamento, o risco de descontinuação da terapêutica devido à elevação dos níveis de aminotransferase foi consideravelmente menor com o sitaxsentan (1%) do que com o bosentan (9%) no STRIDE-2, e o agravamento clínico ao longo do primeiro ano do estudo foi demonstrado com muito mais frequência nos doentes tratados com bosentan (30 versus 20%; p>0,03). O sitaxsentan inibe a enzima hepática citocromo P450, um facto que é especialmente importante quando os doentes estão a receber terapêutica anticoagulante com varfarina; nestes doentes, recomenda-se a atenuação da dose de varfarina em 80% em relação à dose de base quando se inicia o sitaxsentan. Com esta estratégia, os eventos hemorrágicos foram mais raros nos grupos do sitaxesentan do que nos grupos do placebo ou do bosentan nos dois ensaios importantes. Em contraste, não existem interacções significativas entre o sitaxsentan e o sildenafil.

2.3. Inibidores da fosfodiesterase V

2.3.1. Sildenafil: O sildenafil, um inibidor da fosfodiesterase tipo 5 (PDE-5) administrado por via oral, tem como alvo a via do NO. O fármaco foi aprovado pela primeira vez para o tratamento da disfunção erétil em 1998 e aprovado para o tratamento da HAP em 2005.(82-83) Os efeitos do sildenafil são conseguidos através do aumento dos efeitos a jusante da vasorelaxação mediada pelo NO.

As concentrações plasmáticas máximas de sildenafil na dose aprovada de 20 mg 3 vezes por dia são atingidas 1 hora após a administração, com uma semi-vida de 4 horas. A biodisponibilidade é de 40%, sendo diminuída em 29% após uma grande refeição (84). Nos idosos, a depuração do sildenafil é afetada (85). A farmacocinética do sildenafil não é alterada no contexto de insuficiência renal ligeira a moderada, não sendo normalmente necessárias alterações da dose.(85) Do mesmo modo, em doentes com cirrose Child's A ou B, não são necessários ajustes da dose.(85) O sildenafil é metabolizado principalmente pelas enzimas hepáticas do citocromo P450 (CYP) 3A4 e pelo metabolito primário, N-desmetil sildenafil, mas com potência reduzida, e os níveis plasmáticos aproximam-se dos 40% do primeiro composto(84). O sildenafil está atualmente listado pela FDA como um fármaco de categoria B na gravidez.(86) Existem apenas pequenas séries de casos que examinam a segurança do fármaco na gestação, pelo que se aconselha precaução a este respeito.(87)

A revisão do estudo pivotal SUPER 1 demonstra que os efeitos secundários mais comuns, subtraídos ao placebo, foram epistaxis (8%), cefaleias (7%) e rubor (6%). (88) A hemorragia da retina ocorreu mais frequentemente no grupo do sildenafil (1,4% vs. 0%), mas a maioria dos doentes que desenvolveram esta condição estavam a tomar anticoagulantes orais (89). O sildenafil não deve ser administrado a doentes que tenham recebido qualquer preparação oral ou sublingual nas 24 horas anteriores. Embora doses maiores de sildenafil tenham sido relacionadas com uma redução significativa da pressão arterial sistólica próxima de 10 mmHg, a dose aprovada pela FDA de 20 mg por via oral três vezes ao dia não demonstrou afetar significativamente a pressão arterial(90).

No ensaio SUPER-1 (Sildenafil Use in Pulmonary hypERtension) (83), a média corrigida por placebo permaneceu em 6MWD foi de 45 m em quatro semanas. O tratamento com sildenafil foi associado a um número significativo de doentes que evoluíram pelo menos uma classe funcional (21%, P = 0,003). Não se registaram diferenças substanciais entre os grupos tratados com sildenafil e placebo na pontuação BORG Dyspnea, ou na incidência de agravamento clínico, definido como um endpoint combinado de morte, transplante pulmonar, hospitalização por HAP ou necessidade de instituir terapêutica combinada. A análise de subgrupo do estudo SUPER-1 em 84 doentes com DTC mostrou que o fármaco era igualmente seguro e eficaz nesta população de doentes.(93) A análise das medidas de QdV mostrou que o tratamento com sildenafil melhorou o funcionamento físico e a saúde geral, vitalidade e bem-estar. O sildenafil está indicado em doentes com hipertensão pulmonar ligeira a moderada (CF II-III da OMS).(94) Não existem dados que suportem o tratamento em indivíduos assintomáticos, e o fármaco não deve ser utilizado como agente de primeira linha em doentes sintomáticos (CF IV da OMS, DTC6,100 m). Ao considerar iniciar o tratamento com sildenafil, o médico deve examinar cuidadosamente a lista de medicamentos existentes, monitorizar os medicamentos que podem potenciar uma interação (alfa-bloqueadores, nitratos) e avaliar a hipotensão sistémica que pode piorar com o tratamento. Atualmente, o sildenafil é uma das nove terapias farmacológicas para a HAP aprovadas pela FDA. Estas incluem procedimentos que envolvem infusões contínuas, utilização de dispositivos inaladores portáteis e comprimidos. Antes de escolher um agente, devem ser avaliados vários factores, incluindo a gravidade da doença, as comorbilidades existentes, a adesão do doente, o apoio familiar e as interacções entre os efeitos secundários dos medicamentos. Independentemente da farmacoterapia escolhida, o acompanhamento regular e a vigilância da progressão da doença e do desenvolvimento de insuficiência do VD são fundamentais para a gestão da doença. Existem muito poucos ensaios comparativos entre diferentes agentes. Um pequeno estudo que comparou uma dose elevada de sildenafil (titulação da dose para 50 mg 3 vezes por dia) com bosentan doseado a 125 mg por via oral duas vezes por dia, não mostrou alterações substanciais no parâmetro primário (massa do VD) ou nos parâmetros secundários, incluindo a DTC6 e os níveis de péptido natriurético do tipo B.(95) Num doente com doença FC II-III da OMS, a maioria dos especialistas recomenda a terapêutica inicial com um agente oral, com um acompanhamento cuidadoso da progressão da doença.(94) Uma vantagem dos inibidores da PDE-5 em relação aos antagonistas dos receptores da endotelina ambrisentan e bosentan é que o tratamento com inibidores da PDE-5 não requer monitorização de segurança com testes mensais da função hepática. Os doentes com doença hepática terminal são susceptíveis ao desenvolvimento de hipertensão pulmonar de Porto, que, se não for tratada, constitui uma contraindicação ao transplante hepático. Embora o epoprostenol tenha sido durante muito tempo o padrão de ouro para o tratamento da hipertensão porto-pulmonar, estudos mais pequenos consideram que, em casos mais ligeiros, o tratamento com sildenafil pode ser utilizado com segurança como ponte para o transplante hepático(96)

O maior ensaio clínico que avaliou a terapia combinada constatou a adição de sildenafil, em doses que variaram de 40 mg 3 vezes ao dia a 80 mg 3 vezes ao dia, a pacientes em doses estáveis de epoprostenol intravenoso(97). A adição de sildenafil esteve relacionada com um importante aumento ajustado por placebo na DTC6 de 26 m (P = 0,0009) e aumento do tempo até ao agravamento clínico. Foram registadas recuperações hemodinâmicas com a adição de sildenafil, incluindo uma redução da PMAP de 3,9 mm mg (P = 0,00003). A qualidade de vida relacionada com a saúde melhorou com o tratamento com sildenafil, apesar de não se terem registado alterações significativas no índice de dispneia de Borg. Alguns pequenos estudos num único centro relataram a segurança da adição de sildenafil em combinação com iloprost inalado. O estudo com maior tempo de seguimento avaliou pacientes que apresentaram piora clínica após o tratamento com iloprost. Catorze pacientes foram randomizados para tratamento com sildenafil ou placebo, e o grupo tratado com sildenafil apresentou melhoras significativas e duradouras na DTC6.(98) A coadministração de bosentan (um indutor de enzimas hepáticas) e sildenafil reduz os níveis plasmáticos de sildenafil e aumenta as concentrações de bosentan, embora o significado clínico disso permaneça incerto.(99) Tal como descrito anteriormente, o bosentano induz a expressão de CYP2C9 e CYP3A4, que estão envolvidos no metabolismo do sildenafil, e pode diminuir a área farmacêutica sob a curva em aproximadamente 55%.(99) Para determinar se existia alguma interação clinicamente relevante, o estudo COMPASS I investigou os efeitos hemodinâmicos agudos da adição de sildenafil a doentes em terapêutica prolongada com bosentano.(100) A administração de sildenafil reduziu a RVP em 15%, comparável à observada com a monoterapia com sildenafil em doentes sem tratamento. Apesar da interação farmacocinética entre os agentes, a maioria dos especialistas acredita que as alterações nos efeitos do tratamento de qualquer um dos fármacos não são aparentes com a combinação, e o ajuste da dose geralmente não é necessário. Não existem interacções clinicamente relevantes entre o ambrisentan e o sildenafil.(101)

2.3.2. Tadalafil: O tadalafil é um inibidor seletivo da fosfodiesterase tipo 5 específica da guanosina monofosfatada cíclica que tem influência na melhoria da capacidade de exercício, do tempo de agravamento clínico e da capacidade funcional em doentes com hipertensão arterial pulmonar. Galiè e colaboradores documentaram os efeitos do tadalafil isolado ou em combinação com bosentan no tratamento da HAP (ensaio PHIRST)(102). Apenas os pacientes randomizados para 40 mg de tadalafil tiveram sucesso significativo (P > 0,01) com uma recuperação no TC6 de 33 m (IC 95%, 15-50 m). Os autores sugeriram uma possível interação medicamentosa com bosentan e tadalafil, resultando em níveis plasmáticos mais baixos de tadalafil(102,103). O tadalafil foi tolerado, sendo os efeitos secundários mais comuns a cefaleia, as mialgias e o rubor.(102) Os dados iniciais do PHIRST indicaram que os doentes que receberam 40 mg diários de tadalafil para a HAP tiveram uma recuperação notável da qualidade de vida em comparação com o placebo.(104) Foi publicada recentemente uma meta-análise que examinou o impacto do tratamento da HAP utilizando prostanóides, ERAs e inibidores da PDE5.(105) Foram incluídos na análise 21 ensaios clínicos aleatorizados que demonstraram um risco relativo de mortalidade de 0,57 (0,35, 0,93) quando a terapêutica específica para a HAP foi comparada com placebo. Registou-se um risco relativo de morte de 0,39 (0,14, 1,05) em comparação com o placebo quando os doentes receberam inibidores da PDE5, o que quase atingiu a significância estatística.

3- Novos medicamentos

3.1. Imatinib: O imatinib tem sido utilizado para o tratamento da leucemia mielogénica crónica (LMC). Este medicamento é um antagonista competitivo do local de ligação ATP das moléculas de tirosina quinase, tais como o recetor tirosina quinase do fator de crescimento derivado das plaquetas (PDGF) e o bcl-abl na LMC. Para além das vias dependentes da endotelina e do óxido nítrico, foi documentado que a sobreexpressão do PDGF e do seu recetor desempenha um papel significativo na HAP (106,107). Schermuly et al. (107) indicaram que o imatinib melhorou a taxa de sobrevivência de ratos com HP induzida por monocrotalina, diminuindo a pressão arterial pulmonar e revertendo histologicamente as artérias doentes. Ghofrani et al. (106) realizaram um ensaio de fase II para determinar os benefícios do imatinib em doentes com HAP, conduzindo a um ECR de fase III (estudo IMPRESS), cujos resultados não foram publicados até à data. Relatámos que o imatinib melhorou a capacidade de difusão do monóxido de carbono no pulmão (DLCO), o que é consistente com a melhoria da saturação de oxigénio da artéria demonstrada no ensaio de fase II (106), em doentes com HAP com IPAH e HAP associada a esclerose sistémica (ES) (108) Além disso, demonstrámos uma melhoria na espessura da pele, contração das falanges, sintoma de

Raynaud e hemorragia das pregas ungueais em doentes com HAP associada a ES (109)

Recentemente, Overbeek et al. (110) demonstraram que a expressão e a autofosforilação dos receptores de PDGF foram predominantemente observadas nos pequenos vasos vizinhos aos capilares em pacientes com HAP associada à ES, em comparação com a HAPI. Estes dados implicam efeitos favoráveis do imatinib na SSc-PAH, que é reconhecida como a HAP mais crítica e que responde mal aos fármacos disponíveis. São necessários mais ensaios para confirmar esta afirmação.

3.2. Riociguat: O Riociguat é um estimulador da sGC que produz vasodilatação. O mecanismo de ação inclui a sensibilização da sGC ao NO endógeno através da estabilização da ligação NO-sGC, actuando assim em sinergia com o NO. A vantagem teórica sobre a inibição da PDE-5 é que a estimulação direta da sGC ocorre independentemente da disponibilidade de NO (111,112)O Riociguat é o primeiro estimulador da sGC aprovado pela FDA (outubro de 2013) para o tratamento de adultos com HAP e hipertensão pulmonar tromboembólica crónica do grupo 4 (HPTEC). Esta última indicação é o primeiro medicamento aprovado para a CTEPH do grupo 4, mas é importante notar que o tratamento primário para a CTEPH é cirúrgico, ou seja, uma tromboendarterectomia pulmonar. O uso aprovado pela FDA na HPTEC é específico para doença inoperável ou pacientes com HPTEC persistente ou recorrente apesar da tromboendarterectomia. O Pulmonary Arterial Hypertension sGCStimulator Trial 1 (PATENT-1) foi um ensaio multicêntrico e aleatório que avaliou a segurança e a eficácia do riociguat no tratamento da HAP do grupo 1. Após 12 semanas de tratamento, os doentes tratados com riociguat apresentaram uma melhoria na DTC6 de uma média de 36 m a mais em comparação com o grupo placebo(113).O riociguat também demonstrou reduzir os endpoints secundários de resistência vascular pulmonar (RVP), níveis de peptídeo natriurético cerebral (NT-proBNP), CF da OMS, pontuação de dispneia de Borg e agravamento clínico (77), O CTEPH sGC Trial 1 (CHEST-1) foi um estudo multicêntrico, randomizado, duplo-cego, controlado por placebo, que envolveu 261 pacientes com CTEPH inoperável do grupo 4 ou hipertensão pulmonar persistente ou recorrente após tromboendarterectomia pulmonar. No final do estudo de 4 meses, os doentes tratados com riociguat registaram um aumento médio de 39 m na DTC6, em comparação com o grupo placebo, cuja DTC6 diminuiu 6 m. Os doentes tratados com riociguat também registaram melhorias nos parâmetros secundários do nível de NT-proBNP e da CF da OMS (114) O PATENT-2 é um ensaio de extensão a longo prazo que incluiu 396 doentes (98%) do PATENT-1. Ao fim de um ano, a DTC6 média aumentou 51 ± 74 m em comparação com a linha de base do estudo PATENT-1. Além disso, 94% dos doentes apresentaram uma CF da OMS melhorada ou estável e 97% de sobrevivência ao fim de 1 ano (115). Ao fim de 2 anos, a DTC6 média aumentou 47 m em comparação com a linha de base do estudo PATENT-1 e 91% dos doentes apresentaram uma CF da OMS melhorada ou estável e 93% de sobrevivência ao fim de 2 anos (116), melhoria ou estabilidade da CF da OMS em 97% dos doentes com CTEPH e 93% de sobrevivência no grupo do riociguat(117) As concentrações plasmáticas máximas ocorrem 1.5 h após a administração, com uma semi-vida de aproximadamente 12 h em doentes com HAP. A biodisponibilidade é de cerca de 94%, mas é reduzida com o uso concomitante de antiácidos (deve ser separada por pelo menos uma hora). Podem ser necessárias doses superiores a 2,5 mg três vezes por dia em doentes fumadores, e podem ser necessárias reduções subsequentes da dose quando os doentes deixam de fumar. O omeprazol não parece reduzir a biodisponibilidade. O metabolismo ocorre através dos citocromos hepáticos com excreção urinária e fecal. O efeito adverso mais grave do riociguat é a hipotensão sistémica. Se a pressão arterial sistémica baixar durante o tratamento, a dose deve ser reduzida em 0,5 mg. Além disso, a utilização concomitante de inibidores da PDE-5 e nitratos é proibida devido ao risco de hipotensão. Outros efeitos secundários comuns do riociguat, por ordem decrescente de frequência, incluem dores de cabeça, tonturas, dispepsia, edema periférico, náuseas, diarreia e vómitos (113,114). Devido aos efeitos teratogénicos do riociguat (categoria X), todas as mulheres devem ser inscritas no programa Adempas REMS, cumprir os requisitos dos testes de gravidez e ser aconselhadas sobre a importância de uma contraceção altamente fiável para receber o medicamento. A dose de riociguat aprovada pela FDA é de 2,5 mg três vezes por dia em doentes adultos com HAP (grupo 1 da OMS) para melhorar a capacidade de exercício, melhorar a CF da OMS e atrasar o agravamento clínico. O algoritmo de tratamento atualizado do 5º WSPH recomenda o riociguat para doentes com CF II/III da OMS (recomendação de classe I) e para CF IV da OMS (recomendação de classe IIa)(118). As orientações do CHEST recomendam a utilização de riociguat para doentes com CF II/III/IV da OMS. Especificamente para a CF II/III da OMS, o riociguat é recomendado para melhorar a DTC6 (Grau CB), melhorar a CF da OMS (Grau CB), atrasar o tempo até ao agravamento clínico (Grau CB) e melhorar a hemodinâmica cardiopulmonar. Para os doentes com HAP III/IV da CF da OMS com um estado clínico inaceitável apesar da monoterapia específica para a HAP estabelecida, o riociguat pode ser adicionado a doses estáveis de bosentano, ambrisentano ou um prostanóide inalado para melhorar a DTC6 (Grau CB), a CF da OMS (Grau CB) e a hemodinâmica cardiopulmonar, e para atrasar o tempo até ao agravamento clínico (Grau CB) (119). O Riociguat é o primeiro medicamento específico para a HAP a ser aprovado para a CTEPH do grupo 4 da OMS. Tal como referido anteriormente, é imperativo limitar a utilização às indicações aprovadas dentro deste espetro do grupo 4, uma vez que os doentes elegíveis para tromboendarterectomia pulmonar devem ser encaminhados para centros especializados para tratamento cirúrgico. Especificamente, o riociguat está aprovado pela FDA para doentes com uma doença inoperável ou persistente ou recorrente após tromboendarterectomia pulmonar para melhorar a capacidade de exercício e a CF da OMS.

3.3. Selexipag: O selexipag é um agonista dos receptores IP com um elevado grau de seletividade em relação aos membros da família das prostaglandinas. O selexipag foi avaliado em doentes com HAP num centro multicêntrico.(120) Simonneau et al. inscreveram 43 doentes num ensaio clínico controlado e aleatório de 17 semanas de selexipag versus placebo. A RVP diminuiu nos doentes tratados para 81% da linha de base, em contraste com um aumento nos doentes tratados com placebo para 116% da linha de base. Esta diferença foi significativa, com uma redução do objetivo primário de 30,3% (Selexipag vs. placebo, P>0,01). A melhoria em comparação com o placebo também foi observada no índice cardíaco (média de 0,5 L, P>0,05). Os efeitos secundários típicos relacionados com a prostaciclina foram documentados na maioria dos doentes do grupo do Selexipag, incluindo dores de cabeça (mais comuns), dores no maxilar e náuseas. O ensaio clínico GRIPHON incluiu 1.156 doentes com HAP num estudo de longo prazo com um parâmetro primário de morbilidade e mortalidade(121). O principal resultado foi uma redução significativa da mortalidade por qualquer causa ou por uma complicação da HAP (41,6% no grupo placebo e 27% no grupo Selexipag; hazard ratio 0,60, P>0,001). A melhoria foi observada no parâmetro de avaliação secundário de alteração na DTC6 na semana 26 (melhoria de 12 m vs. placebo, P=0,003) e no parâmetro de avaliação exploratório de alteração no nível de peptídeo natriurético N-terminal pró-cérebro na semana 26 (efeito do tratamento -123 ng/L, P>0,001). A redução de 40% no endpoint primário composto foi impulsionada principalmente por diferenças no agravamento clínico e hospitalizações relacionadas com a HAP, uma vez que não houve diferença significativa na mortalidade entre os dois grupos de estudo.

O Selexipag é iniciado com 200 µg duas vezes por dia e aumentado semanalmente até que os efeitos secundários associados à prostaciclina não possam ser controlados ou até um máximo de 1.600 µg duas vezes por dia. Os efeitos secundários do tipo prostaciclina, incluindo dores de cabeça, diarreia, dores nos maxilares e náuseas, são comuns, particularmente durante a fase de aumento da titulação. A melhoria é frequentemente observada durante o período de manutenção, especialmente porque aqueles que têm sintomas contínuos podem ser reduzidos. No ensaio GRIPHON, a distribuição do intervalo de dosagem final atingido foi de 200-400 µg duas vezes ao dia em 23%, 600-1.000 µg duas vezes ao dia em 31% e 1.200-1.600 µg duas vezes ao dia em 43% dos pacientes. Curiosamente, numa análise pré-especificada, a eficácia do

Selexipag foi semelhante nos doentes, independentemente da sua estratificação com base na dose alcançada. Foi registado um novo início de hipertiroidismo em oito doentes no grupo do Selexipag (1%) e em nenhum no grupo do placebo (P=0,004), enquanto a anemia foi registada em 8% do grupo do Selexipag e em 5% do grupo do placebo (P=0,05). A segurança, a tolerabilidade e a farmacocinética do Selexipag foram inicialmente avaliadas em vários estudos de variação de doses em voluntários saudáveis e normais.(122) O Selexipag tem uma semi-vida de 0,8-2,5 horas e é hidrolisado no seu metabolito farmacologicamente ativo ACT-333679 com uma semi-vida de 6,2-13,5 horas. A exposição ao Selexipag e ao metabolito ativo (área sob a curva [AUC]) não se alterou significativamente na presença de alimentos.(123) A eliminação faz-se principalmente por via hepatobiliar e a insuficiência renal e hepática aumenta a exposição tanto ao Selexipag como ao seu metabolito ACT-333679(124).

3.4. Macitentano: O macitentano é o mais recente ERA que foi desenvolvido com uma maior penetração nos tecidos, uma vez que a ET-1 é 80% parácrina, juntamente com uma maior afinidade pelos receptores ET e a maior duração do bloqueio (125). O Study with an Endothelin Recetor Antagonist in Pulmonary Arterial Hypertension to Improve Clinical Outcome (SERAPHIN) foi um ensaio aleatório de eficácia a longo prazo que envolveu doentes com CF II, III ou IV da OMS tratados com macitentano isoladamente ou em terapia combinada com inibidores da PDE-5 ou prostanóides orais/inalados. O SERAPHIN foi o primeiro estudo conduzido por eventos que avaliou a morbilidade e a mortalidade em doentes com HAP. Um total de 742 doentes com HAP do grupo 1, divididos em três grupos de aproximadamente 250 doentes cada, receberam macitentan

3 mg por dia, 10 mg por dia ou placebo durante uma média de 2 anos. Verificou-se que o macitentan foi eficaz no retardamento da progressão da doença e reduziu significativamente a morbilidade e a mortalidade (126). Demonstrou-se que o macitentan retardou a progressão da doença, incluindo a morte, o início da terapêutica com prostanóides em perfusão ou o agravamento clínico (diminuição da DTC6, agravamento dos sintomas da HAP e necessidade de tratamento adicional da HAP) e reduziu os internamentos (126). O resultado secundário composto de morte ou hospitalização relacionada com a HAP foi impulsionado por taxas mais baixas de hospitalização nos grupos do macitentan, em contraste com o grupo placebo (90). O ensaio SERAPHIN foi um dos primeiros a demonstrar reduções num endpoint difícil como a hospitalização. Além disso, os eventos clínicos foram adjudicados. O peso da hospitalização na HAP do grupo 1 é substancial; por conseguinte, uma terapêutica que reduza a hospitalização relacionada com a HAP pode potencialmente melhorar a sobrevivência (127). Um estudo de variação da dose foi concluído e determinou que os efeitos máximos ocorrem com 10 mg (128). O pico de concentração plasmática ocorre aproximadamente oito horas após a administração, com uma semi-vida plasmática de cerca de 16 horas (128). O macitentano é metabolizado num metabolito ativo, o ACT-132577, que tem uma semi-vida de aproximadamente 48 h (128). A dose aprovada pela FDA é de 10 mg por dia para doentes com HAP do grupo 1 da OMS para retardar a progressão da doença. Os efeitos secundários comuns do macitentano no SERAPHIN incluem os seguintes, por ordem decrescente de frequência: anemia (taxa subtraída do placebo 10%), nasofaringite, bronquite, dor de cabeça, gripe e

infeção do trato urinário (126). A classe de efeitos adversos da ERA inclui congestão nasal, rubor, função hepática anormal, anemia, edema periférico e teratogenicidade (requerendo métodos contraceptivos duplos)(128). Os testes de função hepática devem ser solicitados no início do tratamento e depois conforme indicado clinicamente. Os pesos diários devem ser monitorizados, uma vez que a retenção de líquidos é relativamente comum (cerca de 15-20%) com a terapêutica com ERAs.Os ERAs são da categoria de gravidez X.Recomenda-se que seja evitado o uso concomitante de indutores ou inibidores potentes do citocromo P450 3A4 (CYP3A4), uma vez que o macitentano é metabolizado pela via do CYP3A4(118,119).

REFERÊNCIAS:

1. Hoeper MM, Bogaard HJ, Condliffe R, et al: Definições e diagnóstico da hipertensão pulmonar. J Am Coll Cardiol. 2013; 62(25 Suppl): D42-50.

2. Galiè N, et al.: 2015 ESC/ERS Guidelines for the diagnosis and treatment of pulmonary hypertension: O Grupo de Trabalho Conjunto para o Diagnóstico e Tratamento da Hipertensão Pulmonar da Sociedade Europeia de Cardiologia e da Sociedade Respiratória Europeia: Aprovado por: Associação Europeia de Cardiologia Pediátrica e Congénita (AEPC), Sociedade Internacional de Transplantação de Coração e Pulmão (ISHLT). Eur Respir J. 2015; 46(4): 903-75.

3. Stacher E, et al.: Patologia da idade moderna da hipertensão arterial pulmonar. Am J Respir Crit Care Med. 2012; 186(3): 261-72.

4. Barst RJ,et al.:A comparison of continuous intravenous epoprostenol with conventional therapy for primary pulmonary hypertension. N Engl J Med. 1996; 334(5): 296-301.

5. D'Alonzo GE, Barst RJ, Ayres SM, et al: Survival in patients with primary pulmonary hypertension. Resultados de um registo prospetivo nacional. Ann Intern Med. 1991; 115(5): 343-9.

6. Frost AE, et al: The changing picture of patients with pulmonary arterial hypertension in the United States: how REVEAL differs from historical and non-US Contemporary Registries. Chest. 2011; 139(1): 128-37.

7. McGoon MD, et al: Design of the REVEAL registry for US patients with pulmonary arterial hypertension. Mayo Clin Proc. 2008; 83(8):923-31.

8. McGoon MD: REVEAL: um registo contemporâneo de hipertensão arterial pulmonar nos EUA. Eur Respir Rev. 2012; 21(123): 8-18.

9. Humbert M, et al: Survival in the incident and prevalent cohorts of patients with pulmonary arterial hypertension. Eur Respir J. 2010; 36(3): 549-55.

10. Christman BW, et al. Um desequilíbrio entre a excreção dos metabolitos do tromboxano e da prostaciclina na hipertensão pulmonar. N Engl J Med. 1992;327(2):70-75.

11. Tuder RM, Cool CD, Geraci MW, et al. A expressão da prostaciclina sintase está diminuída nos pulmões de pacientes com hipertensão pulmonar grave. Am J Respir Crit Care Med. 1999;159(6):1925-1932

12. Akagi S,et al. Melhorias hemodinâmicas marcadas pela terapia de epoprostenol em altas doses em pacientes com hipertensão arterial pulmonar idiopática. Circ J. 2010;74(10):2200-2205.

13. Rubin LJ, et al. Tratamento da hipertensão pulmonar primária com prostaciclina intravenosa contínua. Resultados de um ensaio aleatório. Ann Intern Med. 1990;112(7):485- -491.

14. Barst RJ, et al. Grupo de Estudo da Hipertensão Pulmonar Primária. A comparison of continuous intravenous epoprostenol with conventional therapy for primary pulmonary hypertension. N Engl J Med. 1996;334(5):296-302

15. Badesch DB, Tapson VF, McGoon MD, et al. Epoprostenol intravenoso contínuo para hipertensão pulmonar devido ao espetro da doença esclerodermia. Um ensaio aleatório e controlado. Ann Intern Med. 2000;132(6):425-434.

16. Galiè N,et al. Algoritmo de tratamento atualizado da hipertensão arterial pulmonar. J Am Coll

Cardiol. 2013;62(25 Suppl): D60-D72.

17.   McLaughlin VV. Sobrevivência na hipertensão pulmonar primária: o impacto da terapia com epoprostenol. Circulation. 2002; 106(12):1477-1482.

18.   Kemp K,et al.Utilidade da terapia combinada de primeira linha com epoprostenol e bosentan na hipertensão arterial pulmonar: um estudo observacional. J Heart Lung Transplant. 2012;31(2):150-158.

19.   Badesch DB, et al. Sobrevivência a longo prazo em doentes com hipertensão arterial pulmonar associada à esclerodermia tratados com epoprostenol intravenoso. J Rheumatol. 2009;36(10): 2244-2249.

20.   Humbert M,et al. Terapia com epoprostenol a curto e longo prazo na hipertensão pulmonar secundária a doenças do tecido conjuntivo: resultados de um estudo piloto. Eur Respir J. 1999;13(6):1351-1356.

21.   Kuhn KP,et al. O resultado em 91 pacientes consecutivos com hipertensão arterial pulmonar recebendo epoprostenol. Am J Respir Crit Care Med. 2003;167(4): 580-586.

2 2.Shirai Y,et al. Tratamento com epoprostenol intravenoso de doentes com doença do tecido conjuntivo e hipertensão arterial pulmonar num único centro. Mod Rheumatol. 2013;23(6):1211-1220.

23.   Rosenzweig EB, et al. Prostaciclina a longo prazo para a hipertensão pulmonar com defeitos cardíacos congénitos associados. Circulation. 1999;99(14):1858-1865.

24.   Thomas IC, et al. Efeitos a longo prazo da terapia contínua com prostaciclina em adultos com hipertensão pulmonar associada a doença cardíaca congénita. Int J Cardiol. 2013;168(4):4117-4121.

25.   Kuo PC, et al. Infusão intravenosa contínua de epoprostenol para o tratamento da hipertensão pulmonar de Porto. Transplantation. 1997;63(4):604-606.

26.   Krowka MJ,et al. Melhoria da hemodinâmica pulmonar durante o uso de epoprostenol intravenoso: um estudo de 15 pacientes com hipertensão porto-pulmonar moderada a grave. Hepatology. 1999;30(3):641-648.

27.   Fix OK,et al. Acompanhamento a longo prazo da hipertensão pulmonar de Porto: efeito do tratamento com epoprostenol. Liver Transpl. 2007;13(6):875-885.

2 8.Olsson KM,et al. Anticoagulation and survival in pulmonary arterial hypertension: results from the comparative, prospective registry of newly initiated therapies for pulmonary hypertension. Circulation. 2014;129(1):57-65.

29.   Boyer-Neumann C,et al. A infusão contínua de prostaciclina diminui os níveis plasmáticos de t- pa e pai-1 na hipertensão pulmonar primária. Thromb Haemost. 1995;73(4):735-736.

30.   Vachiery JL, et al. Treprostinil para a hipertensão pulmonar. Expert Rev Cardiovasc Ther. 2004;2(2):183-191.

31.   Remodulin® (treprostinil).Research Triangle Park, NC: United Therapeutics Corporation; 2013.

3 2.Orenitram™ (treprostinil) comprimidos de libertação prolongada para administração oral. Research Triangle Park, NC: United Therapeutics Corporation; 2013.

33. Tyvaso® (treprostinil) solução para inalação.Research Triangle Park, NC: United Therapeutics Corporation; 2013.

34. Wade M,et al. Effect of continuous SubQ treprostinil therapy on the pharmacodynamics and pharmacokinetics of warfarin. J Cardiovasc Pharmacol. 2003;41(6):908-915.

35.Simonneau G, et al. Continuous SubQ infusion of treprostinil, a prostacyclin analogue, in patients with pulmonary arterial hypertension: a double-blind, randomized, placebo-controlled trial.Am J Respir Crit Care Med. 2002;165(6):800-804.

36. Oudiz RJ, et al. Treprostinil, um análogo da prostaciclina, na hipertensão arterial pulmonar associada a doença do tecido conjuntivo. Chest. 2004;126(2):420-427.

37. Tapson VF,et al. Safety and efficacy of IV treprostinil for pulmonary arterial hypertension: a prospective, multicenter, open-label, 12-week trial. Chest. 2006;129(3): 683688.

38. Hiremath J, et al. Melhoria do exercício e alterações dos biomarcadores plasmáticos com a terapêutica com treprostinil IV para a hipertensão arterial pulmonar: um ensaio controlado por placebo. J Heart Lung Transplant. 2010;29(2):137-149.

39. Tapson VF,et al.Oral treprostinil for the treatment of pulmonary arterial hypertension in patients with background endothelin recetor antagonist and phosphodiesterase type 5 inhibitor therapy (the FREEDOM-C study). Chest. 2012;142(6):1383-1390.

40. Jing ZC, et al. Eficácia e segurança da monoterapia com treprostinil oral para o tratamento da hipertensão arterial pulmonar. Circulation. 2013;127(5):624-633.

41. Tapson VF,et al. Oral treprostinil for the treatment of pulmonary arterial hypertension in patients receiving background endothelin recetor antagonist and phosphodiesterase type 5 inhibitor therapy. Chest. 2013;144(3):952-958.

42. McLaughlin VV,et al.Adição de treprostinil inalado à terapia oral para hipertensão arterial pulmonar. J Am Coll Cardiol. 2010;55(18):1915-1922.

43. Benza RL,et al.Long-term effects of inhaled treprostinil in patients with pulmonary arterial hypertension: the treprostinil sodium inhalation used in the management of pulmonary arterial hypertension (TRIUMPH) study open-label extension. J Heart Lung Transplant. 2011;30(12):1327-1333.

44. Gomberg-Maitland M,et al.Eficácia e segurança do sildenafil adicionado ao treprostinil na hipertensão pulmonar.Am J Cardiol. 2005;96(9):1334-1336.

45. Ruiz M,et al.Eficácia do sildenafil como terapêutica de resgate em doentes com hipertensão arterial pulmonar grave e em tratamento prolongado com prostanóides: experiência de 2 anos. J Heart Lung Transplant. 2006;25(11):1353-1357.

46. Benza RL, et al.Terapia baseada em treprostinil no tratamento da hipertensão arterial pulmonar moderada a grave: eficácia a longo prazo e combinação com bosentan. Chest. 2008;134(1):139-145.

4 7.Olschewski H, et al. Aerosolized Prostacyclin and Iloprost in Severe Pulmonary Hypertension. Ann Intern Med. 1996;124(9):820-824.

48. Krause W,et al. Farmacocinética e farmacodinâmica do análogo da prostaciclina iloprost no homem. Eur J Clin Pharmacol. 1986;30(1):61-68.

49. Gessler T, et al. Ultrasonic versus jet nebulization of iloprost in severe pulmonary hypertension.

Eur Resp J. 2001;17(1):14-19.

50.   Hoeper MM, et al. Tratamento a longo prazo da hipertensão pulmonar primária com iloprost aerossolizado, um análogo da prostaciclina. N Engl J Med. 2000;343(19):1866-1870.

51.   Ventavis (iloprost). South San Francisco, Califórnia: Actelion Pharmaceuticals US, Inc; 2006.

52.   Schermuly RT, et al. Pharmacokinetics andmetabolism of infused versus inhaled iloprost in isolated rabbit lungs. J Pharmacol Exp Ther. 2002;303(2):741-745.

53.   Olschewski H, et al. Inhaled iloprost for severeepulmonary hypertension. N Engl J Med. 2002;347(5):322-329.

54.   Ewert R, et al. Iloprost como tratamento inalatório e intravenoso a longo prazo de doentes com hipertensão pulmonar primária. Registo do Grupo de Estudo de Berlim para a Hipertensão Pulmonar. Z Kardiol. 2000;89(11):987-999.

55.   Hoeper MM, et al. Combinação de iloprost inalado com bosentan em doentes com hipertensão arterial pulmonar idiopática. Eur Respir J 2006; 28: 691-694.

56.   McLaughlin VV, et al. Estudo aleatório da adição de iloprost inalado ao bosentan existente na hipertensão arterial pulmonar. Am J Respir Crit Care Med 2006; 174: 1257-1263.

57.   Melian EB, Goa KL: Beraprost: uma revisão da sua eficácia farmacológica e terapêutica no tratamento da doença arterial periférica e da hipertensão arterial pulmonar. Drugs 2002; 62:107-133.

58.   Ichida F, et al: Efeitos crónicos do análogo oral da prostaciclina no tromboxano A2 e nos metabolitos da prostaciclina na hipertensão pulmonar. Ata Paediatr Jpn 1998; 40: 14-19.

59.   Saji T, et al: Efeitos a curto e longo prazo do novo análogo oral da prostaciclina, beraprost sódico, em doentes com hipertensão pulmonar grave. J Cardiol 1996; 27: 197-205.

60.   Vizza CD, et al: Tratamento a longo prazo da hipertensão arterial pulmonar com beraprost, um análogo oral da prostaciclina. Heart 2001; 86: 603-604.

61.   Nagaya N, et al: Oral beraprost sodium improves exercise capacity and ventilatory effi ciency an patients with primary or thomboembolic pulmonary hypertension. Heart 2002; 87: 340-345.

62.   Nagaya N, et al: Effect of orally active prostacyclin analogue on survival of outpatients with primary pulmonary hypertension. J Am Coll Cardiol 1999; 34: 1188-1192.

63.   Galie N, et al: Efeitos do beraprost sódico, um análogo oral da prostaciclina, em doentes com hipertensão arterial pulmonar: A randomized, double-blind, placebo-controlled trial. J Am Coll Cardiol 2002; 39: 1496-1502.

64.   Barst RJ, et al: Terapia com Beraprost para hipertensão arterial pulmonar. Am J Coll Cardiol 2003; 41: 2119-2125.

65.   Abe Y, et al: Effects of inhaled prostacyclin analogue on chronic hypoxic pulmonary hypertension. J Cardiovasc Pharmacol 2001; 37: 239-251.

66.   Channick R, et al. Effects of the dual endothelin-recetor antagonist bosentan in patients with pulmonary hypertension: a randomized placebo controlled study. Lancet 2001; 358:1119-23.

67.   Rubin LJ, et al. Bosentan therapy for pulmonary arterial hypertension. N Engl J Med 2002;346:896-903.

68.   Galie N, et al. Efeitos do antagonista oral dos receptores da endotelina bosentan nas medidas

ecocardiográficas e de Doppler em pacientes com hipertensão arterial pulmonar. J Am Coll Cardiol 2003;41:1380-6.

69.   Sitbon O, et al. Effects of the dual endothelin antagonist bosentan in patients with pulmonary arterial hypertension: a 1-year follow-up study. Chest 2003;124:247-54.

70.   McLaughlin V, et al. The effect of first-line bosentan on survival of patients with primary pulmonary hypertension (abstr). Am J Respir Crit Care Med 2003;167:A442.

71.   Fattinger K, et al. O antagonista da endotelina bosentan inibe a bomba canalicular de exportação de sais biliares: um potencial mecanismo para reacções adversas hepáticas. Clin. Pharmacol Ther 2001;69:223-31.

72.   Coceani F, Kelsey L. Endothelin-1 release from lamb ductus arteriosus: relevance to postnatal closure of the vessel. Can J Physiol Pharmacol 1991;69:218-21.

73.   Kurihara Y, et al. Elevated blood pressure and craniofacial abnormalities in mice deficient in endothelin-1. Nature 1994;368:703-10.

74.   Weber C,et al. Effect of the endothelin recetor antagonist bosentan on the pharmacokinetics and pharmacodynamics of warfarin. J Clin Pharmacol 1999;39:847-54.

75.   Galie N, et al.Terapia com ambrisentan para hipertensão arterial pulmonar. J Am Coll Cardiol 2005; 46: 529-535.

76.   Olschewski H,et al.O grupo de estudo ARIES-2. O ambrisentan melhora a capacidade de exercício e o tempo até ao agravamento clínico em doentes com hipertensão arterial pulmonar: resultados do estudo ARIES-2. Am J Respir Crit Care Med 2006; 173: A728.

77.   Channick RN,et al. Effects of the dual endothelin-recetor antagonist bosentan in patients with pulmonary hypertension: a randomised placebocontrolled study. Lancet 2001; 358: 1119-1123.

78.   Oudiz RJ, et al. o Grupo de Estudo ARIES. ARIES-E: Segurança e eficácia a longo prazo do Ambrisentan na hipertensão arterial pulmonar. Am J Respir Crit Care Med 2007; 175: A300.

79.   Barst RJ,et al. Eficácia clínica do sitaxsentan, um antagonista dos receptores da endotelina-A, em doentes com hipertensão arterial pulmonar: estudo piloto aberto. Chest 2002; 121: 18601868.

80.   Barst RJ, et al. Terapia com sitaxsentan para hipertensão arterial pulmonar. Am J Respir Crit Care Med 2004; 169: 441-447.

81.   Barst RJ, et al. Tratamento da hipertensão arterial pulmonar com o antagonista seletivo dos receptores da endotelina A sitaxsentan. J Am Coll Cardiol 2006; 47: 2049-2056

82.   Goldstein I, et al. Oral sildenafil in the treatment of erectile dysfunction. N Engl J Med. 1998;338:1397-1404.

83.   Galie N,et al. Sildenafil citrate therapy for pulmonary arterial hypertension.N Engl J Med. 2005;353:2148-2157.

84.   Nichols DJ,et al. Pharmacokinetics of sildenafil after single oral doses in healthy male subjects: absolute bioavailability, food effects and dose proportionality. Br J Clin Pharmacol. 2002;53 Suppl 1:5S-12S.

85.   Muirhead GJ, et al. The effects of age and renal and hepatic impairment on the pharmacokinetics of sildenafil. Br J Clin Pharmacol. 2002;53 Suppl 1:21S-30S.

86. Revatio.http://www. revatio.com/intermediate.Acedido em 27/12/2009.

87. Huang S, et al. Treatment of pulmonary arterial hypertension in pregnancy (Tratamento da hipertensão arterial pulmonar na gravidez). Am J Health Syst Pharm. 2007;64: 1922-1926.

88. Galie N,et al. Sildenafil citrate therapy for pulmonary arterial hypertension.N Engl J Med. 2005;353:2148-2157.

89. Webb DJ,et al. Sildenafil citrate and blood-pressurelowing drugs: results of drug interaction studies with an organic nitrate and a calcium antagonist. Am J Cardiol. 1999;83:21C-28C.

90. Webb DJ, et al. O citrato de sildenafil potencia os efeitos hipotensores dos fármacos dadores de óxido nítrico em doentes do sexo masculino com angina estável. J Am Coll Cardiol. 2000;36:25-31.

91. Jackson G, et al. Efeitos do citrato de sildenafil na hemodinâmica humana. Am J Cardiol. 1999;83:13C-20C.

92. Prasad S, Wilkinson J, Gatzoulis MA. Sildenafil na hipertensão pulmonar primária. N Engl J Med. 2000;343:1342

93. Badesch DB, et al. Sildenafil para hipertensão arterial pulmonar associada a doença do tecido conjuntivo. J Rheumatol.2007;34:2417-2422.

94. McLaughlin VV,et al. ACCF/AHA 2009 expert consensus document on pulmonary hypertension: a report of the American College of Cardiology Foundation Task Force on Expert Consensus Documents and the American Heart Association developed in collaboration with the American College of Chest Physicians; American Thoracic Society, Inc.; and the Pulmonary Hypertension Association. J Am Coll Cardiol. 2009;53:1573-1619.

95. Wilkins MR, Paul GA, Strange JW, et al. Estudo Sildenafil versus Antagonista do Recetor de Endotelina para Hipertensão Pulmonar (SERAPHIN). Am J Respir Crit Care Med. 2005;171:1292-1297.

96. Hemmes AR, Robbins IM. A monoterapia com sildenafil na hipertensão porto-pulmonar pode facilitar o transplante de fígado. Liver Transpl. 2009;15:15-19.

9 7.Simonneau G,et al. Addition of sildenafil to long-term intravenous Epoprostenol therapy in patients with pulmonary arterial hypertension. Ann Intern Med. 2008;149:521-530.

98. Ghofrani HA, et al. Oral sildenafil as long-term adjunct therapy to inhaled iloprost in severe pulmonary arterial hypertension. J Am Coll Cardiol. 2003;42:158-164.

99. Burgess G,et al. Interacções farmacocinéticas mútuas entre bosentano e sildenafil em estado estacionário. Eur J Clin Pharmacol. 2008;64:43-50.

100. Gruenig E,et al. Efeitos hemodinâmicos agudos da dose única de sildenafil quando adicionada à terapia estabelecida com bosentan em pacientes com hipertensão arterial pulmonar: resultados do estudo COMPASS-1. J Clin Pharmacol. 2009;49:1343-1352.

101. Spence R, et al. Farmacocinética e segurança do ambrisentan em combinação com sildenafil em voluntários saudáveis. J Clin Pharmacol. 2008;48:1451-1459.

102. Galiè N,et al.; Grupo de Estudo da Hipertensão Arterial Pulmonar e Resposta ao Tadalafil (PHIRST). Terapia com tadalafil para hipertensão arterial pulmonar. Circulation. 2009;119:2894-2903.

103. Wrishko RE,et al. Interação farmacocinética entre tadalafil e bosentan em indivíduos saudáveis do sexo masculino. J Clin Pharmacol. 2008;48:610-618.

104. Pepke-Zaba J, et al. Terapêutica com tadalafil e qualidade de vida relacionada com a saúde na hipertensão arterial pulmonar. Curr Med Res Opin. 2009;25:2479-2485.

105. Galiè N, et al. A meta-analysis of randomized controlled trials in pulmonary arterial hypertension. Eur Heart J. 2009;30:394-403

106. Ghofrani HA, et al.Imatinib em doentes com hipertensão arterial pulmonar com resposta inadequada à terapêutica estabelecida. Am J Respir Crit Care Med 2010;182:1171-7.

1 07.Schermuly RT,et al. Reversão da hipertensão pulmonar experimental pela inibição do PDGF. J Clin Invest 2005;115:2811-21.

108. Hatano M,et al. O mesilato de imatinib tem o potencial de exercer a sua eficácia através da regulação negativa da concentração plasmática do fator de crescimento derivado das plaquetas em doentes com hipertensão arterial pulmonar. Int Heart J 2010;51:272-6.

109. Tamaki Z, et al.Eficácia do mesilato de imatinib em dose baixa para o envolvimento cutâneo na esclerose sistémica: um relatório preliminar de três casos. Mod Rheumatol 2012;22:94-9.

1 10.Overbeek MJ, et al.Platelet-derived growth fator recetor-beta and epidermal growth fator recetor in pulmonary vasculature of systemic sclerosis-associated pulmonary arterial hypertension versus idiopathic pulmonary arterial hypertension and pulmonary venoocclusive disease: a case-control study. Arthritis Res Ther 2011;13: R61.

111. Grimminger, F., et al. (2009) Primeiro estudo hemodinâmico agudo do estimulador solúvel da guanilato ciclase riociguat na hipertensão pulmonar. Eur Respir J 33: 785-792.

112. Stasch, J., et al. Soluble guanylate cyclase as an emerging therapeutic target in cardiopulmonary disease. Circulation 123: 2263-2273.

113. Ghofrani H., et al. (2013) Riociguat para o tratamento da hipertensão arterial pulmonar. N Engl J Med 369: 330-340.

114. Ghofrani H., et al.(2013) Riociguat para o tratamento da hipertensão pulmonar tromboembólica crónica. N Engl J Med 369: 319-329.

115. Rubin, L., et al. (2015) Riociguat para o tratamento da hipertensão arterial pulmonar: um estudo de extensão a longo prazo (PATENT-2). Eur Respir J 45: 1303-1313. doi:10.1183/09031936.00090614

116. Rubin, L, et al. (2014) Riociguat para o tratamento da hipertensão arterial pulmonar: resultados de 2 anos da extensão de longo prazo PATENT-2. Eur Respir J 44(Suppl. 58): P1803.

1 17.Simonneau, G.,et al. (2014)Riociguat para o tratamento da hipertensão pulmonar tromboembólica crónica (CTEPH): resultados a 2 anos da extensão a longo prazo CHEST-2. Eur Respir J 44(Suppl. 58): P1802.

118. Galie, N.,et al. (2013) Algoritmo de tratamento atualizado da hipertensão pulmonar. J Am Coll Cardiol 62: D60-D72

119. Taichman, D.,et al. (2014) Pharmacological therapy for pulmonary hypertension in adults: Directrizes do CHEST e relatório do painel de peritos. Chest 14: 449-475.

120. Simonneau G, et al. Selexipag: um agonista oral seletivo do recetor da prostaciclina para o

tratamento da hipertensão arterial pulmonar. Eur Respir J. 2012;40(4):874-880.

1 21.Sitbon O, et al. Selexipag para o tratamento da hipertensão arterial pulmonar. N Engl J Med. 2015;373(26): 2522-2533

122. Kaufmann P, et al. Pharmacokinetics and tolerability of the novel oral prostacyclin IP recetor agonist selexipag. Am J Cardiovasc Drugs. 2015;15(3):195-203.

123. Departamento de Saúde e Serviços Humanos dos EUA, Administração de Alimentos e Medicamentos. Informações de prescrição dos EUA: Tabelas Uptravi (Selexipag), para uso oral; 2015;2016.

124. Mubarak KK. A review of prostaglandin analogs in the management of patients with pulmonary arterial hypertension. Respir Med. 2010;104(1): 9-21.

1 25.Iglarz, M, et al. (2008) Pharmacology of macitentan, an antagonista duplo dos receptores da endotelina, por via oral, que visa os tecidos. J Pharmacol Exp Ther 327: 726-745.

126. Pulido, T., et al. (2013) Macitentan and morbidity and mortality in pulmonary arterial hypertension. N Eng J Med 369(9): 809-818.

127. Burger, C.,et al. (2014) Caracterização das primeiras hospitalizações em pacientes com hipertensão arterial pulmonar recém-diagnosticada no Registo REVEAL. Chest 146: 12631273.

128.Sidharta, P.,(2013) Segurança, tolerabilidade, farmacocinética e farmacodinâmica do macitentano, um antagonista dos receptores da endotelina, num estudo ascendente de doses múltiplas em indivíduos saudáveis. J Clin Pharmacol 53: 1131-1138.

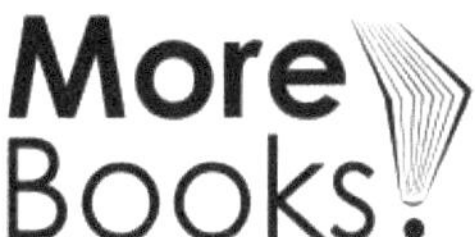

I want morebooks!

Buy your books fast and straightforward online - at one of world's fastest growing online book stores! Environmentally sound due to Print-on-Demand technologies.

Buy your books online at
www.morebooks.shop

Compre os seus livros mais rápido e diretamente na internet, em uma das livrarias on-line com o maior crescimento no mundo! Produção que protege o meio ambiente através das tecnologias de impressão sob demanda.

Compre os seus livros on-line em
www.morebooks.shop

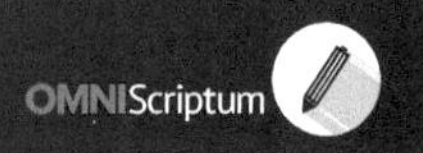

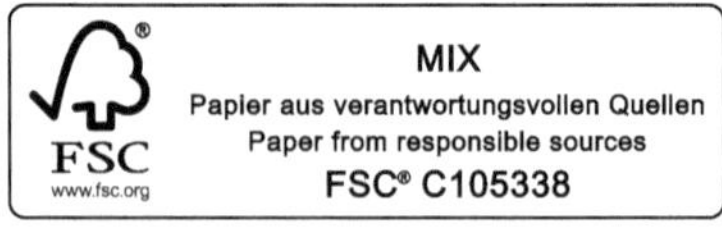

Printed by Books on Demand GmbH, Norderstedt / Germany